Autogenes Training

Durch Selbsthypnose und Autosuggestion Stress abbauen, besser einschlafen und Konzentration steigern

Maria Klemm

Email: info@edition-lunerion.de
www.edition-lunerion.de

Psiana eCom UG
Berumer Str. 44
26844 Jemgum

INHALT

Entspannungstraining durch Autosuggestion

Regelmäßig angewendetes Entspannungstraining kann dir auf vielfältige Weise helfen, deinen Alltag besser zu bewältigen, mehr Energie zu haben, ruhiger und gelassener mit Stress umzugehen und sogar erfolgreicher im Beruf zu werden. Den Grund hierfür finden wir in den völlig unterschätzten Auswirkungen von chronischem Stress, unter welchen die meisten Menschen leiden und denen Entspannungsübungen effektiv entgegenwirken. Stress ist wie pures Gift für den Körper, vor allem, wenn er länger oder gar dauerhaft besteht. Er bringt den gesamten Organismus aus dem Gleichgewicht, sorgt für mangelnde Konzentrationsfähigkeit und abnehmende geistige Leistungsfähigkeit. Je dauerhafter wir im Stressmodus sind, desto mehr leiden sämtliche Organe darunter, vor allem aber der Darm und das Herz, was auf lange Sicht zu schwerwiegenden, chronischen Erkrankungen führt.

Nicht ohne Grund belegen Herzerkrankungen und Schlaganfälle die ersten beiden Plätze auf der Rangliste der weltweiten Todesursachen.

Diese Tatsache ist gesellschaftsbedingt, denn unser Lebensstil fordert weit mehr von uns, als wir im Grunde geben können.

Genau hier kommen die Entspannungsverfahren ins Spiel, denn bei regelmäßigem Training sorgen diese dafür, dass wir wieder in unsere Mitte finden und der chronische Stressmodus trotz gleichbleibender Anforderungen dauerhaft beendet wird. Wer lernt, auf die feinen Signale des Körpers zu achten und Körper, Geist und Seele ins Gleichgewicht zu bringen, ist gesünder, leistungsfähiger und stressresistenter.

Auch wenn diese wundervollen Wirkungen vielleicht eine Weile auf sich warten lassen, handelt es sich hierbei doch um die lohnendste Investition, die du jemals tätigen wirst. Es ist eine Investition in deine Gesundheit, dein persönliches Glück, deine allgemeine Zufriedenheit im Leben und letztendlich auch in deine Karriere. Wenn du lernen möchtest, wie du mit nur zehn bis zwanzig Minuten täglichem Training all dies erreichen kannst, ist dies hier das richtige Buch für dich. Die zwei führenden Entspannungstechniken, die zudem durch zahlreiche Studien wissenschaftlich belegt und erprobt sind, werden hier genauestens vorgestellt. Du wirst mit allen Infos versorgt, die es dir ermöglichen, diese Techniken allein und ohne Hilfe durchzuführen.

Für den Anfang findest du in diesem Buch außerdem zahlreiche geführte Meditationen, in deren Rahmen beide Entspannungstechniken angewendet werden. So erfährst du aus erster Hand, wie du die Übungen durchführen musst, bis du genügend Sicherheit aufgebaut hast, um auch ohne diese Führung erfolgreich weitermachen zu können.

Als kleinen Bonus findest du am Ende drei geführte Meditationen, die dir helfen können, besser einzuschlafen sowie Kopf- und Rückenschmerzen zu lindern. Lehne dich jetzt also am besten zurück, lege die Füße hoch und komm mit auf eine Reise in die Welt der Entspannung.

Autogenes Training – Was ist das?

Beim autogenen Training ist der Name Programm, denn autogen stammt aus dem Griechischen und bedeutet „selbst erzeugend". Es handelt sich somit um eine Technik, die mittels Übung den Praktizierenden ermächtigt, etwas selbst zu erzeugen. Worum es sich dabei handelt, was hier also selbst erzeugt werden soll, ist vor allem die Fähigkeit zur totalen Entspannung, doch autogenes Training kann weit mehr.

Der Zusammenhang mit Hypnose ist zwar allgemein bekannt, vielen Menschen jedoch in Bezug auf autogenes Training gar nicht bewusst. Dabei liegt genau hier nicht nur der Schlüssel zur erwiesenen Wirksamkeit des autogenen Trainings, sondern auch der Schlüssel zum Verständnis der Art und Weise der Wirkung. Streng genommen handelt es sich beim autogenen Training nämlich um eine Technik zur Selbsthypnose – und wer denkt nicht spätestens jetzt an Fernsehshows, in denen ein Hypnotiseur Menschen dazu bringt, sich für ein Huhn oder etwas Ähnliches zu halten? Auch wenn seriöse Hypnose zum Glück etwas zahmer und vor allem konstruktiver daherkommt, lässt sich grundsätzlich der menschliche Geist in diesem Zustand stark beeinflussen, was Hypnose zu einem mächtigen Werkzeug machen kann. Besonders nützlich ist ein solches Werkzeug dabei vor allem für jene, die gelernt haben, es auf sich selbst anzuwenden.

Entstanden ist das autogene Training gewissermaßen aus einer Zufallsentdeckung in den 20er Jahren des letzten Jahrhunderts. Der Berliner Nervenarzt Johannes Heinrich Schulz, der seine Patienten mit Hypnosetherapie behandelte, machte dabei nach einiger Zeit eine Entdeckung: Immer mehr seiner Patienten waren bereits nach einigen Sitzungen dazu in der Lage, sich selbst in einen hypnotischen Zustand zu versetzen. Ihre „neuen Fähigkeiten" gingen jedoch noch weiter, denn sie waren darüber hinaus auch fähig, sich selbst gezielt in einen Zustand tiefster Entspannung und inneren Friedens zu versetzen. Genauso konnten sie Gefühle der Wärme und Schwere in ihren Körpern selbst erzeugen, was sonst eigentlich durch den Hypnotiseur angeleitet und suggeriert werden musste.

Die längerfristigen Auswirkungen dieser selbst gesteuerten Hypnosezustände zeigten sich dabei äußerst positiv. Diese zeichneten sich vor allem durch ein Gefühl der Erfrischung sowie längerfristig durch mehr Energie aus. Erschöpfungszustände ließen stark nach und auch körperliche Beschwerden wie Schmerzen oder chronische Verspannungen verschwanden zum Teil sogar gänzlich. Dr. Schulz erkannte so den großartigen therapeutischen Nutzen, den Patienten und im Grunde alle Menschen aus der Selbsthypnose ziehen können. So entwickelte er im Laufe einiger Jahre mit Hilfe seiner Patienten die Technik des autogenen Trainings in einer rein körperorientierten Form, die heute allgemein als Grundstufe bekannt ist.

DIE GRUNDSTUFE DES AUTOGENEN TRAININGS

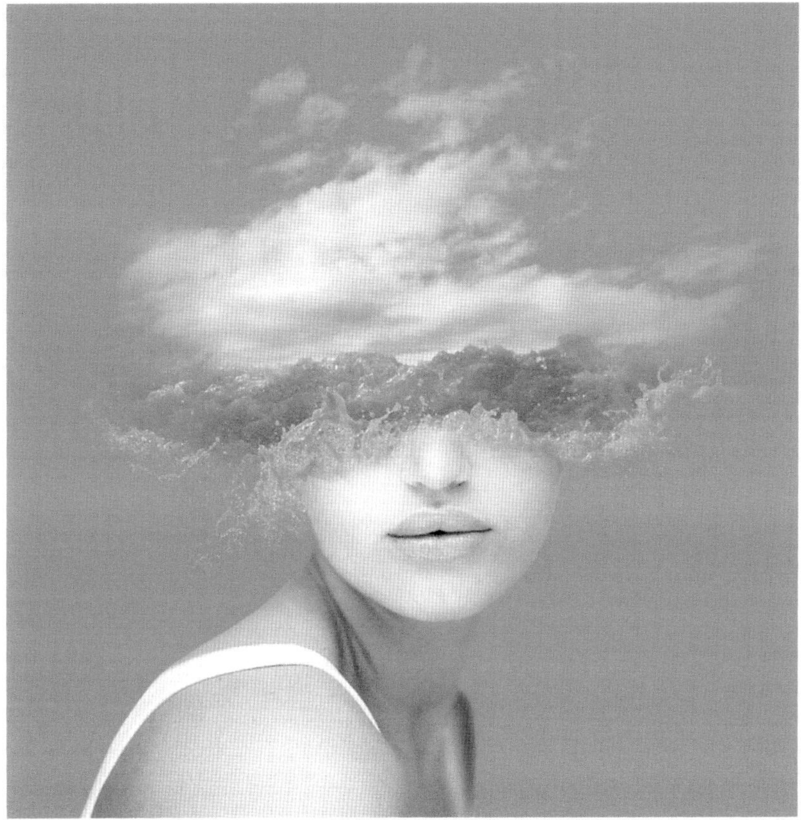

Die Körperorientierung der Grundstufe drückt sich in den Suggestionen aus, die während der Übungen verwendet werden, so entstanden das Gefühl der Schwere und das Gefühl der Wärme als Basisübungen. Beide Zustände, sowohl die als angenehm empfundene Schwere einzelner oder aller Körperteile als auch das Gefühl der Wärme, sind dabei Ausdruck einer vollkommenen, körperlichen Entspannung. Es ähnelt im Grunde dem Zustand kurz vor dem Einschlafen: Man liegt im Bett, alles ist angenehm weich und warm, der Körper ist bereits so schwer, dass man ihn kaum noch spürt, und die Augen schließen sich von ganz allein. Wer an Insomnia oder anderen Schlafstörungen leidet, wird jetzt vielleicht hellhörig, denn welcher schlaflose Mensch würde nicht alles dafür geben, einfach „auf Knopfdruck" einschlafen zu können? Vor allem, wenn der darauffolgende Schlaf auch noch tatsächlich erholsam und mit frischer, neuer Energie am nächsten Morgen daherkommt?

Das Einschlafen auf Knopfdruck ist mit autogenem Training tatsächlich erlernbar, auch wenn es im klinischen Kontext und im ursprünglichen Sinne anders angewendet wird. Hier liegt der Fokus deutlich auf einer kurzzeitigen, vorübergehenden Entspannung, die jedoch die gleichen längerfristigen Auswirkungen zeigt. Auch die weiteren Übungen, die Dr. Schulz entwickelte, zielen darauf ab, den körperlichen, bei Entspannung vorherrschenden Zustand gezielt selbst erzeugen zu können. So entstanden die Atem- und die Herzübung, mit deren Hilfe seine Patienten lernten, ihre Atemfrequenz und ihren Herzschlag selbst zu regulieren. Weitere Übungen entwickelte Dr. Schulz aus Beobachtungen seiner Patienten. So machte er die Feststellung, dass warme Bäder mit dem gleichzeitigen Auflegen kalter Kompressen auf die Stirn eine äußerst beruhigende und entspannende Wirkung bei stark erregten Patienten zeigten. Deshalb wollte er diese Körperzustände ebenfalls durch gezielte Übungen hervorrufen können, bei der Kopfübung wird deshalb eine kühle Stirn suggeriert. Um das Gefühl der körperlichen Wärme zu vertiefen, entstand zusätzlich die Sonnengeflechts-Übung, bei der Wärme im Bereich des Solarplexus suggeriert wird. Diese sechs von Dr. Schulz entwickelten Übungen des autogenen Trainings sind das, was heute gemeinhin als Unter- oder Grundstufe bezeichnet wird.

Übersicht über die sechs Übungen der Grundstufe:

- **Schwere-Übung:**

„Mein linker / rechter Arm // linkes / rechtes Bein ist angenehm schwer."

- **Wärme-Übung:**

„Mein linker / rechter Arm // linkes / rechtes Bein ist angenehm / strömend warm."

- **Atem-Übung:**

„Mein Atem fließt ruhig und gleichmäßig."

- **Herz-Übung:**

„Mein Herz schlägt kräftig und regelmäßig" oder „Mein Herz schlägt ruhig und gleichmäßig."

- **Stirnkühle-Übung:**

„Meine Stirn ist angenehm kühl" oder „Mein Kopf ist angenehm leicht und frei."

- **Sonnengeflecht-Übung**:

„Mein Sonnengeflecht ist angenehm / strömend warm."

Diese sogenannten Unterstufen-Übungen bilden im Grunde genommen nicht nur die Basis des autogenen Trainings, sondern sind streng genommen die einzig „echten“ Übungen. Denn die Übungen der Mittel- und Oberstufe, die sich eher der psychischen und geistigen Ebene zuwenden, wurden erst später von anderen Ärzten und Psychologen entwickelt und dem autogenen Training zugeordnet. Doch auch von diesen sechs Übungen der Unterstufe finden nicht immer alle Anwendung, da nicht jede Übung für jeden Menschen geeignet ist. Dies betrifft vor allem die Herzübung, die genau aus diesem Grund häufig ausgelassen wird.

Einige Menschen sind gar nicht dazu in der Lage, ihren Herzschlag zu spüren, weshalb sie die Herzübung zwar durchführen könnten, jedoch nicht spüren würden, wenn sie Wirkung zeigt. Andere Menschen können ihren Herzschlag zwar wahrnehmen, blenden diese Wahrnehmung jedoch lieber aus, weil sie in ihnen Gefühle der Angst und Beklemmung erzeugt. Die Gründe hierfür können unterschiedlicher Natur sein, so ist die Gefahr für Menschen mit Angststörungen zum Beispiel hoch, sich durch Konzentration auf ihren Herzschlag in Panik hineinzusteigern, wenn dieser ihnen zu stark, schnell oder unregelmäßig erscheint. Wer mit solchen Ängsten zu kämpfen hat, kann die Übung mit einer abgewandelten Autosuggestion versuchen. Statt „Mein Herz schlägt kräftig und regelmäßig“ sollte hier lieber „Mein Herz schlägt ruhig und entspannt“ suggeriert werden. Denn ein kräftiger Herzschlag kann leicht Gefühle der Beklemmung erzeugen, wenn ein Mensch ohnehin mit Ängsten zu kämpfen hat.

Neben der Herzübung werden auch die Stirnkühle- und Sonnengeflecht-Übung nicht immer durchgeführt oder manchmal in abgewandelter Form eingesetzt. So lässt sich die Kopfübung variabel einsetzen, je nachdem, ob eher Beruhigung erzielt oder ein Schmerzzustand gelindert werden soll.

Im ersten Fall kommt die klassische Autosuggestion zum Einsatz: „Meine Stirn ist angenehm kühl"; sollen jedoch Kopfschmerzen gelindert werden, sollte man die Suggestion leicht abwandeln: „Mein Kopf ist angenehm leicht und frei". Bei der Sonnengeflecht-Übung handelt es sich im Grunde lediglich um eine Erweiterung der Wärmeübung, die sich ausschließlich auf die Gliedmaßen beschränkt. Deshalb wird diese Übung manchmal ausgelassen oder mit der Wärmeübung zusammengefasst. Bevor wir uns nun aber damit auseinandersetzen, wie sich ein autogenes Training gestaltet, was beachtet werden muss und wie vorgegangen wird, möchte ich zunächst noch die Übungen der Mittel- und Oberstufe vorstellen sowie erklären, welche Konzepte dahinterstecken.

DIE MITTELSTUFE DES AUTOGENEN TRAININGS

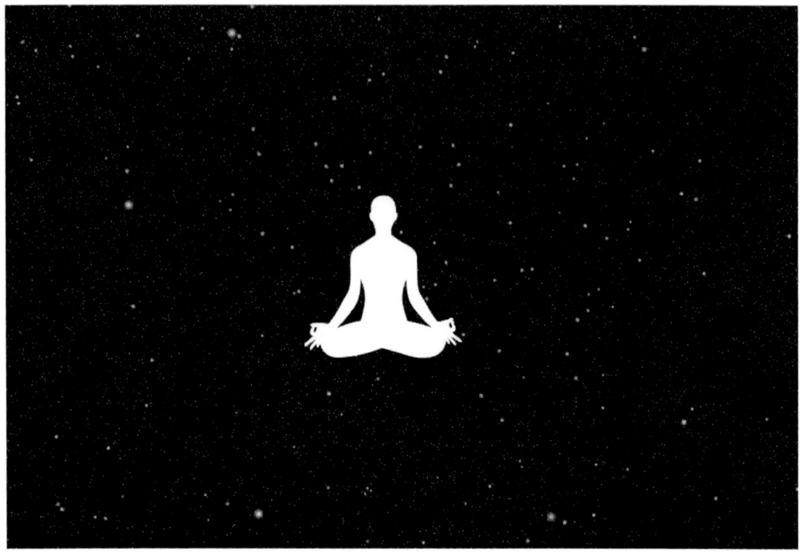

Nachdem wir mit Hilfe der Grundstufe gelernt haben, unseren Körper gezielt zu kontrollieren und zu entspannen, soll die Mittelstufe uns nun helfen, auch unseren Geist kontrollieren zu lernen. Im Grunde ist nämlich unser Geist dafür verantwortlich, dass wir überhaupt an nervösen und überreizten Zuständen leiden, die es erforderlich machen, eine Entspannungstechnik zu erlernen. Nun stellt sich natürlich die Frage, warum im autogenen Training dann nicht direkt hier angesetzt wird, statt zuerst auf der körperlichen Ebene zu arbeiten. Den Grund hierfür finden wir in der Tatsache, dass der Geist zwar den Körper steuert, er aber nur dann wirklich ansprechbar ist, wenn der Körper sich in einem entspannten Zustand befindet. Ist der Körper stattdessen im Stressmodus, ist unser Geist nicht zugänglich für Autosuggestionen, da mentale Aktivitäten in diesem Modus so weit wie möglich unterdrückt werden. Um den Teufelskreis aus Stress und Anspannung zu durchbrechen, müssen wir also zunächst lernen, unseren Geist gezielt darauf auszurichten, den Körper zu entspannen. Erst dann können wir unseren Geist so formen, dass keine unnötigen Stresszustände mehr entstehen, die für neue Anspannung sorgen. Diese unnötigen Stresszustände, die durch unseren Geist selbst erzeugt werden, stellen im Übrigen genau den Grund dafür dar, dass die Mittelstufe des autogenen Trainings überhaupt entstand.

Wir alle haben negative Gedanken in uns, die einen mehr, die anderen weniger. Grundsätzlich stellt dies zunächst einmal kein Problem dar. Erst wenn diese Überhand nehmen und außer Kontrolle geraten oder uns gar kontrollieren, entsteht tatsächlicher Handlungsbedarf. Das Problem ist nämlich, dass wir Menschen glauben, was wir hören, und unsere Gedanken „hören" wir schließlich auch, wenn auch nicht mit unseren Ohren. Zur Verdeutlichung sehen wir uns einmal an, wie negative Gedanken, bzw. negative Glaubenssätze, die uns erhebliche Probleme bereiten, überhaupt entstehen. Solche Glaubenssätze sind nämlich nichts anderes als eingeprägte Gedanken anderer Menschen, die wir zu irgendeiner Zeit unseres Lebens immer wieder gehört haben. Wer als Kind immer wieder zu hören bekam, er sei zu dick, zu ungeschickt, zu hässlich oder zu dumm, hat dies so verinnerlicht, dass er daran glaubt – bis heute. Die entsprechenden Aussagen hört jener Mensch auch bis heute noch: in seinem Kopf. Die abwertenden Aussagen anderer Menschen werden mit ausreichender Wiederholung zu einem Teil von uns selbst und unseres Selbstkonzepts. Je negativer dieses Selbstkonzept ausgeprägt ist, desto mehr Schwierigkeiten bereitet es uns auch im Leben. All dies entsteht jedoch einzig und allein durch die psychologisch nachgewiesene Tatsache, dass unser Gehirn alles glaubt, was es immer wieder hört. Diesen psychologischen Effekt, den sich auch die Werbeindustrie zu Nutze macht, nennt man „Illusory Truth Effect" oder im Deutschen den „Wahrheitseffekt".

Das Gute an diesem Effekt ist jedoch, dass wir den Spieß auch umdrehen und ihn für uns nutzen können, statt nur zuzulassen, dass wir dadurch passiv negativ beeinflusst werden. Hier setzt die Mittelstufe des autogenen Trainings an, indem Autosuggestionen entwickelt werden, die gezielt negative Glaubenssätze verändern können. Wer zum Beispiel glaubt, er könne mit Stress und Druck nicht umgehen, weil er dem nicht gewachsen ist, könnte mit folgender Autosuggestion entgegensteuern: „Ich bin stark genug, mit Herausforderungen gelassen umzugehen". Auch chronische Phobien können so bearbeitet werden. Wer Angst in geschlossenen Räumen hat, könnte sich zum Beispiel Folgendes suggerieren: „Geschlossene Räume sind sicher". In diesem Fall wäre es besonders wichtig, diese Autosuggestion mit den Übungen der Grundstufe zu kombinieren. Denn zunächst wird sich die Autosuggestion absolut unwahr anfühlen. Durch gezielte körperliche Beruhigung und Entspannung wird die Behauptung, geschlossene Räume seien sicher, für das Gehirn dann glaubhafter gemacht und bei entsprechender Wiederholung noch leichter angenommen.

Für die Formulierung der entsprechenden Autosuggestionen gibt es selbstverständlich Regeln, die jenen der Hypnose entsprechen. Da wir im hypnotischen Zustand, in den wir uns mittels autogenen Trainings versetzen, das Unbewusstsein ansprechen, müssen die Aussagen, die wir uns selbst glauben machen wollen, auch in eine für das Unbewusstsein verständliche Sprache gepackt werden. Das Unbewusste nimmt nämlich alles absolut wörtlich und deshalb stellen Negationen auch ein Problem dar. Stelle dir jetzt bitte einmal einen Hund vor, der nicht über einen Zaun springt. Was hast du mittels dieser Formulierung in deinem Kopf gesehen? Mit ziemlicher Sicherheit lief vor deinem geistigen Auge ein Film ab von einem Hund, der über einen Zaun springt. Die Negation, also die Tatsache, dass der Hund eben nicht springt, ist zu abstrakt für das Unbewusstsein. Es übersetzt Sprache in Bilder, für das „nicht springen" gibt es jedoch kein Bild. So sehen wir zuerst den springenden Hund, bis uns auffällt, dass er doch gar nicht springen soll. Um die Negation in ein Bild umzusetzen, muss sich erst das Bewusstsein einmischen und den Satz „entwirren". Erst dann könnte ein korrigierter, innerer Film entstehen. In diesem geistigen Film sitzt der Hund jetzt vermutlich vor einem Zaun, den er nur irritiert anstarrt. Neben der Vermeidung von Negationen existieren noch weitere Regeln zur korrekten Formulierung von Autosuggestionen: Sie müssen in Gegenwartsform und positiv formuliert werden. Die Gegenwartsform erklärt sich im Grunde von selbst, immerhin kann der Hund nur jetzt „nicht springen", nicht aber in der Vergangenheit oder Zukunft. Wie sollte der geistige Film auch aussehen, der durch Aussagen wie „Der Hund sprang nicht über den Zaun" oder „Der Hund wird nicht über den Zaun springen", in unserem Unbewusstsein geformt wird? In beiden Fällen sitzt der Hund nur vor dem Zaun und hat keine Ahnung, was von ihm erwartet wird.

Somit bleibt nur noch eine Frage zu klären: Warum sollen Autosuggestionen positiv formuliert werden? Wenn wir Autosuggestionen nutzen wollen, um uns selbst neu zu programmieren, dann wollen wir im Grunde neue, diesmal positive Glaubenssätze erschaffen. Diese können auch nur aus positiven Formulierungen entstehen, was am Beispiel von Ängsten deutlich wird. Die Formulierung „Ich habe keine Angst" enthält nicht nur eine Negation, sondern auch ein negatives Element, das Wort Angst. Für das Unbewusstsein handelt es sich hier um einen viel zu abstrakten Satz, um diesen glauben und verinnerlichen zu können. Eine positive, negationsfreie Formulierung mit derselben Bedeutung könnte zum Beispiel lauten: „Ich bin mutig" oder „Ich bin stark". Damit kommen wir auch zu den abschließenden Regeln für die Formulierung von Autosuggestionen: Sie müssen bildhaft sein, wodurch wir einen direkten Zugang zum Unbewussten schaffen.

Außerdem sollten sie möglichst knapp und präzise formuliert werden, so entsteht kein Raum dafür, sie zu hinterfragen oder darüber nachzudenken.

Verdeutlichen wir das noch einmal unter Zuhilfenahme unseres geistigen Hundes. Er soll einfach ruhig dasitzen, er soll nicht über den Zaun springen, er soll nicht aufgeregt herumrennen. Dieser letzte Satz, der alles aussagt, was der Hund nicht tun soll, führt dazu, dass er in unserem Geist genau diese Dinge eben doch tut. Sagen wir uns jedoch kurz, präzise und positiv formuliert „Der Hund sitzt ruhig da", weiß er endlich, was er zu tun hat und das geistige Bild kann so entstehen, wie wir es haben wollen. Damit sind die Grundlagen der Mittelstufe bereits erklärt, denn es existieren hier keine vorgegebenen Übungen wie in der Grundstufe. Die Mittelstufe des autogenen Trainings ist vollkommen frei anwendbar und verwendete Autosuggestionen sollen individuell nach Bedarf selbst erschaffen werden. Immerhin ist dies ganz im Sinne des Prinzips des autogenen Trainings: Menschen zu ermöglichen, sich selbst zu helfen.

DIE OBERSTUFE DES AUTOGENEN TRAININGS

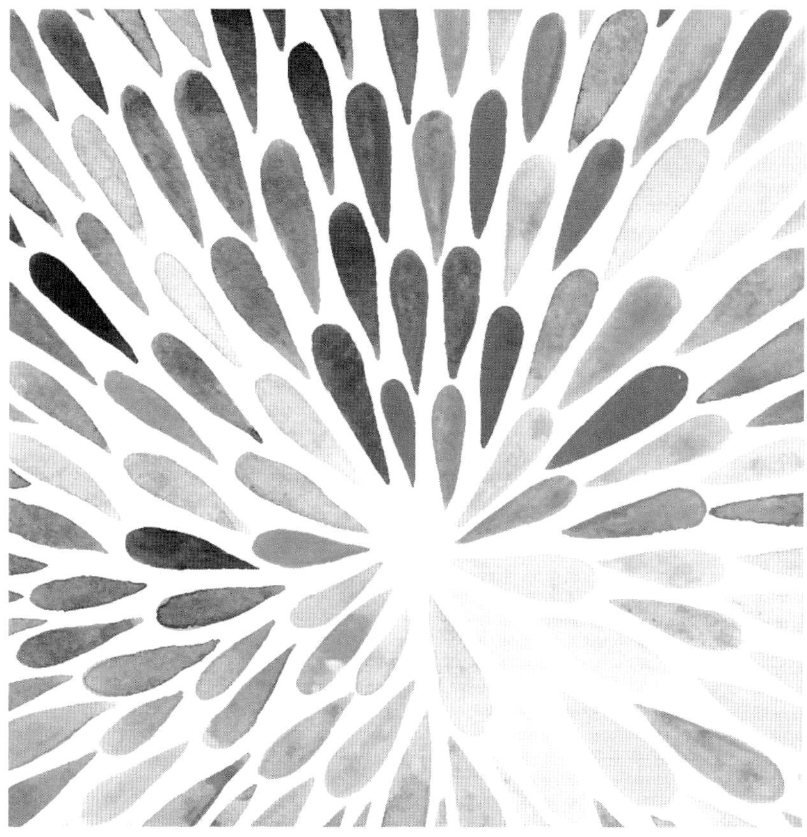

Die Übungen der Grundstufe und der Mittelstufe führen bei regelmäßiger, langfristiger Anwendung dazu, dass ein gewissermaßen konditionierter Mechanismus entsteht. Dieser ermöglicht es uns, auf Knopfdruck zu entspannen, uns in einen tranceartigen oder hypnotischen Zustand zu versetzen und somit direkten Zugang zum Unbewussten zu erhalten. Dieser Zustand stellt wiederum die ideale Grundlage zur effektiven Persönlichkeitsentwicklung dar, denn er ermöglicht uns nicht nur, uns selbst mit Hilfe von Autosuggestionen neu zu formen. Vielmehr sind wir in diesem Zustand auch in der Lage, uns filterlos zu erfahren, so, wie wir wirklich sind. Wir können auf diese Art mit unseren tiefsten, verborgensten Bedürfnissen, Ängsten, Sorgen, Wünschen und Neigungen in Kontakt treten und so lernen, uns selbst besser zu verstehen und zu optimieren. Genau diesen vertieften Zustand, den Praktizierende mit der Zeit erreichen können, nutzt die Oberstufe mit ihren Übungen. Diese sollen dem Übenden mit der Zeit ermöglichen, geistige Szenarien zu erschaffen, die als vollkommen real erlebt werden können. Hier wird der Raum eröffnet für echtes Persönlichkeitswachstum, denn auf diese Art können wir unsere ganz individuellen Probleme und Schwierigkeiten plötzlich aus den verschiedensten Perspektiven betrachten und so konstruktive und umsetzbare Lösungen finden.

Die Oberstufe des autogenen Trainings besteht aus sieben Phasen, durch die schrittweise die Fähigkeiten des inneren Erlebens gesteigert werden. Dabei gilt für sämtliche Phasen, dass jeweils die Übungen der Grundstufe vorher ausgeführt werden, um einen idealen, tiefenentspannten Ausgangszustand zu erzeugen.

Erste Phase – Farbwahrnehmung

Mit dieser Übung soll mittels Autosuggestion vor dem inneren Auge spontan eine Farbe entstehen, die sich nicht wie eine Vorstellung anfühlt, sondern wie ein tatsächliches Sehen. Es wird mit der folgenden Autosuggestion, die sechsmal wiederholt wird, begonnen: „Vor meinem inneren Auge entwickelt sich eine Farbe." Um die Übung zu erleichtern, können weitere Suggestionen hinzugefügt werden, zum Beispiel „Die Farbe wird immer deutlicher" oder „Ich sehe die Farbe ganz deutlich vor mir". Sobald dies sicher gelingt, wird das Farbensehen spielerisch erweitert, indem man zum Beispiel mittels Suggestion die Farbe verändert bzw. in eine andere Farbe übergehen lässt. Beendet werden diese Übungen mit Autosuggestionen wie „Die Farbe zieht sich zurück" oder „Die Farbe löst sich auf" sowie mit der gezielten Anspannung am Ende jeder Sitzung des autogenen Trainings. Auf diesen Punkt komme ich später im Zusammenhang mit dem allgemeinen Ablauf einer solchen Sitzung noch zu sprechen. Wer sich auch der nächsten Phase der Oberstufe widmen möchte, sollte hier üben, bis er in der Lage ist, sämtliche Farben des Spektrums vor seinem inneren Auge auf Knopfdruck entstehen und sich verändern zu lassen. Allein diese erste Phase der Übung benötigt meist mehrere Wochen regelmäßigen Trainings, bevor sie sicher beherrscht wird. Lasse dich deshalb nicht entmutigen, wenn du die Übungen später selbst ausprobierst und nicht gleich den gewünschten Erfolg erzielst.

Zweite Phase – Komplexe Gegenstände wahrnehmen

Die Fähigkeit des realistischen, inneren Erlebens wird in dieser Phase noch vertieft. So widmet sie sich der Erschaffung komplexer Gegenstände vor dem inneren Auge, die dann in allen Details und Facetten sowie aus sämtlichen Perspektiven betrachtet werden sollen. Hier beginnt man mit der Suggestion „Vor meinem inneren Auge entwickelt sich ein blühender Baum. Das Bild wird immer deutlicher, der Baum steht jetzt deutlich vor mir.“ Das sich entwickelnde Bild soll dabei so intensiv wie möglich betrachtet und auf Details untersucht werden. Dazu kann man den Gegenstand mittels entsprechender Suggestionen drehen oder bewegen. Zur Vertiefung kann später geübt werden, den Gegenstand in einen anderen zu verwandeln oder statt eines Gegenstands ein Gesicht auftauchen zu lassen. Auch diese Übung wird immer mit einer Suggestion beendet, die das Bild wieder auflöst, bevor das autogene Training beendet wird.

Dritte Phase – Selbstreflexion

Mit den neuen oder erweiterten Imaginationsfähigkeiten, die wir in den ersten zwei Phasen erworben haben, können wir in den Dialog mit unserem Unbewussten treten. Diese Phase dient nämlich der Betrachtung beliebiger Aspekte der eigenen Persönlichkeit. Hier geht es vor allem darum, Emotionen und ideelle Werte wie Loyalität, Liebe, Harmonie und Glück zu hinterfragen. So kommen hier Autosuggestionen zum Einsatz wie „Vor meinem inneren Auge entwickelt sich ein Bild. Ich sehe und erlebe Loyalität". Wenn bei dieser Art der vertieften Selbstreflexion negative Bilder entstehen, ist dies ein deutlicher Hinweis auf einen bestehenden Konflikt. Somit kann besonders diese Phase der Oberstufe zu einem absoluten Selbstläufer werden, da man während der Anwendung häufig erst auf bestimmte Probleme aufmerksam wird. Diese können und sollten ebenfalls innerhalb dieser Phase genauer betrachtet werden. Eine gute, abschließende Autosuggestion für diese Phase wäre zum Beispiel: „Vor meinem inneren Auge entwickelt sich ein Spiegel. Ich sehe mich in diesem Spiegel so, wie ich wirklich bin." Mit dem entstehenden Bild kann eine ganze Weile gearbeitet werden, um eigene Schwachstellen oder hinderliche bzw. destruktive Charaktereigenschaften aufzudecken. Diese können dann in der nächsten Phase bearbeitet werden. Auch in dieser Phase wird jede Sitzung damit beendet, dass die heraufbeschworenen Bilder sich wieder auflösen.

Vierte Phase – Charakterentwicklung

Die vierte Phase widmet sich der Vervollkommnung des eigenen Selbst durch gezielte Einflussnahme auf den eigenen Charakter. Dies kann durch entsprechende Autosuggestionen geschehen, die dabei helfen sollen, gewünschte Veränderungen zu erzielen. Wer zum Beispiel weniger Zucker konsumieren möchte, suggeriert sich „Süßes Essen ist mir gleichgültig". Eine andere Möglichkeit wäre, die inzwischen gut trainierten, bildlichen Vorstellungsfähigkeiten zu nutzen, um sich einfach selbst so zu sehen, wie man sein möchte. Im Falle des Zuckerverzichts könnte man sich vielleicht vorstellen, mit Freunden in einem Café zu sitzen und ein einfaches Wasser tatsächlich zu genießen, während die Freunde ein Eis essen. Der Fantasie sind hier keine Grenzen gesetzt, besonders im Hinblick auf die Tatsache, dass unser Gehirn keine Unterscheidung trifft zwischen bildhafter Vorstellung und tatsächlichen, realen Erlebnissen. Es hält also nicht nur alles für wahr, was wir immer wieder hören, sondern auch alles, was wir uns vorstellen. Dies bedeutet jedoch nicht, dass man sich immer nur sagen muss, ein guter Mensch zu sein, und die Macht des Glaubens sorgt von ganz allein für den tatsächlichen Wahrheitsgehalt dieser Aussage. Immerhin sind es viele verschiedene Eigenschaften, von denen keine immer gut oder immer negativ ist, die eine Persönlichkeit prägen. Es ist also wichtig, genauer hinzusehen und die eigene Persönlichkeit gezielt da zu formen, wo es vonnöten ist.

Fünfte Phase – Spaziergang auf dem Meeresgrund

Sowohl die fünfte als auch die sechste Phase der Oberstufe bestehen aus einer fest vorgegebenen Vorstellung, die wieder das eigene, innere Erleben vertiefen soll. So wird Phase fünf eingeleitet mit der folgenden Autosuggestion: „Vor meinem inneren Auge entwickelt sich ein Bild. Ich sehe mich am Ufer des Meeres. Ich gehe ganz ruhig und gelassen, Schritt für Schritt, immer weiter und immer tiefer hinunter dem Meeresgrund entgegen." Diese Vorstellung sollte sich dann zu einem kurzen Spaziergang auf dem Grund des Meeres ausweiten. Dabei sollte vor allem wieder auf Kleinigkeiten und Details geachtet werden. Auch innerhalb dieser vorgegebenen Übungen kann es vorkommen, dass Hinweise auf eigene Probleme auftauchen. Diese sollten dann mit Hilfe von Stufe vier gezielt bearbeitet werden. Auch am Ende dieser Übung lassen wir die entstandenen Szenerien im Geiste zunächst wieder verblassen und sich auflösen, bevor wir die Sitzung beenden.

Sechste Phase – Spaziergang zum Berggipfel

Auch in dieser Übung wird das innere Erleben mit Hilfe eines vorgegebenen Szenarios vertieft. Dazu steigt man mit der folgenden Autosuggestion ein: „Vor meinem inneren Auge entwickelt sich ein Bild. Ich sehe vor mir einen hohen Berg. Ich steige ruhig und gelassen, Schritt für Schritt, höher und höher den Berg hinauf." Die nun entstehende Szene sollte wieder eine Eigendynamik entwickeln und sich dabei so real wie möglich anfühlen. Nach Erreichen des Gipfels werden die inneren Bilder wieder aufgelöst.

Siebte Phase –
Eigene Bilder und persönliche Ziele

Diese letzte Phase gestaltet sich genau wie die beiden vorangegangenen, nur dass hier die Wahl der Bilder und der Aktivitäten vollkommen frei ist. Man kann diese Phase zum reinen Vergnügen und damit zur Entspannung nutzen, wie eine Art erweitertes Tagträumen. Genauso gut eignet sich die siebte Phase jedoch auch wieder zur Persönlichkeitsentwicklung. Hierfür möchte ich gerne das Beispiel eines Sportlers anführen, der sich auf einen langen Ausdauermarathon vorbereitet. Neben dem körperlichen Training und entsprechender Ernährung könnte dieser Sportler den Marathon bereits vorab unzählige Male in seiner Vorstellung laufen. Dabei könnte er sich mit sämtlichen Hindernissen und Problemen, die entstehen, bereits auseinandersetzen. Egal, ob es sich um aufkommende Erschöpfung, mangelnde Motivation oder Schmerzen handelt, der Sportler könnte so für jedes Szenario schon im Vorfeld Lösungen erarbeiten und so seine Chancen beträchtlich erhöhen.

TIPPS ZUR DURCHFÜHRUNG

- Da im Rahmen von autogenem Training neue Konditionierungen erschaffen werden, ist es sehr hilfreich, wenn die Sitzungen immer nach dem gleichen Schema ablaufen. Gleichbleibende Rahmenbedingungen sorgen dafür, dass eine Konditionierung schneller und leichter entstehen sowie sich festigen kann. Deshalb wird während einer Sitzung immer nach dem gleichen Schema vorgegangen, unabhängig davon, ob Übungen der Grund-, Mittel- oder Oberstufe durchgeführt werden sollen.

- Zu Beginn ist die Übungsposition, also die Körperhaltung, die zum Üben eingenommen wird, am wichtigsten. Die Wahl der Position hängt vom Vorhaben ab, also davon, ob es sich um eine reguläre Übung handelt, die nur zur Vertiefung des eigenen Könnens dient, ob man eine kurze Entspannung mit anschließender Erfrischung erreichen, Schmerzen lindern oder vielleicht einfach besser einschlafen möchte.

- In den beiden ersten Fällen hat sich eine sitzende Haltung als geeignet erwiesen, die sogenannte „Droschkenkutscherhaltung". Dabei sitzt der Übende aufrecht, ohne sich anzulehnen, und stützt die Ellenbogen auf den Oberschenkeln ab. Diese Art des Sitzens entlastet den unteren Rückenbereich und stellt somit die perfekte Kombination aus Entspannung und Anspannung dar. Auch bleibt der Kreislauf auf diese Art stabiler als im Liegen, weshalb Übende im Anschluss leichter wieder in den aktiven Wachzustand zurückfinden.

- Wer aber die Übungen zum Einschlafen durchführt oder zur Linderung von Schmerzen, sollte besser eine liegende Position wählen, da diese in Kombination mit der totalen Entspannung das Einschlafen begünstigt. Neben der Körperhaltung sind die Übungen selbst relativ frei zu gestalten, lediglich die Reihenfolge des Ablaufs sollte immer gleich sein.

• Es empfiehlt sich, vor den Autosuggestionen, also dem eigentlichen autogenen Training, andere Entspannungsmethoden durchzuführen, um einen Zustand der Grundentspannung zu erreichen. Besonders Anfängern fällt es so leichter, sich auf die Übungen einzulassen und schnellere Erfolge zu erzielen. Hierfür empfiehlt sich die progressive Muskelentspannung, die ich in einem eigenen Kapitel kurz vorstellen werde.

• Auch einfache Atemübungen und sogenannte Ruhebilder kommen in dieser Phase zum Einsatz. Bei den Ruhebildern handelt es sich um einfache Imaginationen, die entspannende und beruhigende Bilder heraufbeschwören sollen, zum Beispiel einen Sonnenuntergang am Strand.

• Wer nicht mit geführten Meditationen, sondern eigenständig arbeitet, kann hier für sich eigene Ruhebilder entwickeln, welche die eigenen Bedürfnisse perfekt abdecken.

• Sobald eine Grundentspannung erreicht ist, beginnt das eigentliche autogene Training. Die jeweiligen Formeln, also die Autosuggestionen, werden nun vom Übenden im Geiste gesprochen und sechsmal wiederholt. Dabei ist die Aufmerksamkeit vollständig auf den Körperteil zu richten, der gerade angesprochen wird.

• Lautet die Formel zum Beispiel „Mein rechter Arm ist angenehm schwer", sollte die Aufmerksamkeit vollständig auf diesen Arm gelenkt werden, dabei ist jedoch von einer Erwartungshaltung abzusehen. Die Formel ist absichtlich so gewählt, dass sie keinen zukünftigen Zustand beschreibt, sie sagt nicht aus, dass der Arm schwer wird, sondern es vielmehr bereits ist. Auf diese Art soll keine Erwartungshaltung geweckt werden, die einen sich einstellenden Erfolg nur blockieren würde.

• Die allermeisten Anfänger werden die ersten Male noch keine Schwere oder Wärme spüren, deshalb kann es hilfreich sein, sich einfach vorzustellen, dass der Arm schwer oder warm ist. So kann man sich zum Beispiel vorstellen, eine schwere Decke würde auf dem Arm liegen und ihn herunterdrücken.

• Auf keinen Fall sollte man die Geduld verlieren und zu schnell aufgeben, denn es kann einige Wochen dauern, bis eine Übung so funktioniert, wie sie gedacht ist. Die Suggestionen selbst werden pro Sitzung ohnehin nur sechsmal gesprochen und dieser Teil sollte nicht viel länger als eine bis zwei Minuten Zeit in Anspruch nehmen.

• Unabhängig davon, ob sich bereits ein Erfolg eingestellt hat oder nicht, wird die Sitzung danach ausgeleitet und beendet, und zwar immer auf die gleiche Art und Weise. Hierfür werden beide Arme angespannt und Richtung Oberkörper hochgezogen, so dass die Fäuste direkt vor den Schultern stehen. Besonders bei den Unterstufen-Übungen sollten auch die Beine mit angespannt werden. Dann folgen einige kräftige Atemzüge, Loslassen der Anspannung und Öffnen der Augen. Es ist enorm wichtig, diesen Abschluss für die Übungen unbedingt einzuhalten, es sei denn, man will im Anschluss daran einschlafen.

• Den Grund hierfür finden wir in der Wirkung des autogenen Trainings. Besonders die Übungen der Grundstufe führen dazu, dass der Blutdruck und der muskuläre Spannungszustand stark abfallen. Dies wird im Zustand der Tiefenentspannung aber nicht wahrgenommen.

- Beendet man nun eine Sitzung, ohne den Körper wieder hochzufahren, kann es zu Nebenwirkungen kommen. Wenn ein Übender im Anschluss an eine Sitzung aufstehen will, könnte es geschehen, dass ihm die Beine einfach wegsacken.

- Auch Kopfdruck, Übelkeit, Benommenheit und leichte Desorientierung können in diesem Fall auftreten. Der Körper benötigt nach dem autogenen Training einfach klare Signale, um wieder in den aktiven Modus zu wechseln.

- Dies wird erreicht durch das immer gleiche Abschlussritual der Anspannung und der bewussten, kräftigen Atmung. Der bis hierhin geschilderte Ablauf beschreibt vor allem den Ablauf einer Sitzung, an den Anfänger sich halten sollten. Erst wenn deutliche Erfolge eintreten, kann und sollte dieser Ablauf etwas variiert werden.

- Zum Beispiel können dann auch die Übungen der Mittel- und Oberstufe mit integriert und die einzelnen Sitzungen entsprechend verlängert werden.

- Die Länge der Sitzungen hat erheblichen Einfluss auf den Wirkungseintritt. So kann ein zu langes Üben besonders zu Beginn dazu führen, dass sich außer Frustration gar nichts einstellt und die Motivation verloren geht. In der Kürze liegt die Würze, das gilt besonders im autogenen Training.

AUSWIRKUNGEN AUF KÖRPER & PSYCHE

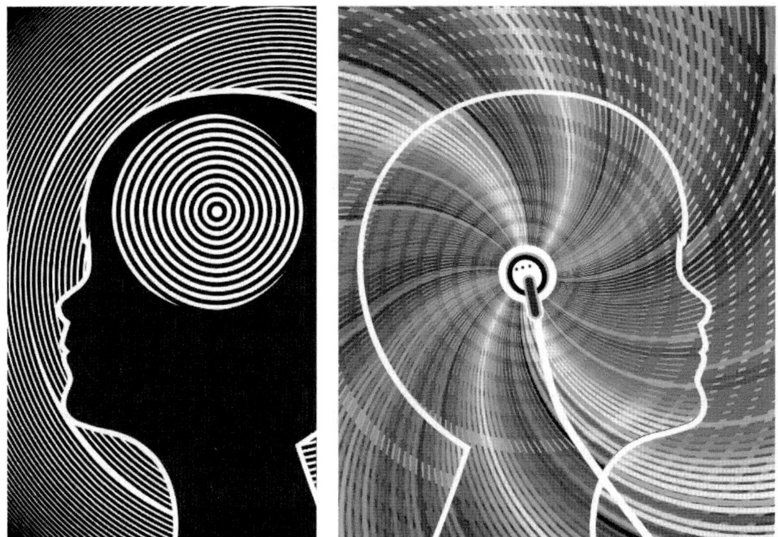

Autogenes Training ist nicht nur eine Technik, die dabei hilft, hin und wieder entspannen zu können. Die Auswirkungen von regelmäßig durchgeführtem autogenem Training gehen weit darüber hinaus und sind auch durch diverse Studien belegt worden, vor allem was die Übungen der Grundstufe betrifft. Besonders diese Grundstufen-Übungen führen zu deutlich nachweisbaren, physiologischen Effekten, die ich hier kurz für jede Übung einzeln darstellen möchte:

- **Schwere-Übung:**

Die muskuläre Verspannung nimmt während dieser Übung in mehreren Körperpartien messbar ab und in einer Studie waren 60 % der Teilnehmer bereits bei der ersten Übung in der Lage, ein Schweregefühl im entsprechenden Körperteil wahrzunehmen. Darüber hinaus kommt es häufig zu einer Erweiterung der Blutgefäße und damit zu einer verbesserten Durchblutung, während Puls und Atemfrequenz deutlich sinken.

- **Wärme-Übung:**

Bei dieser Übung braucht es im Durchschnitt drei bis vier Wochen regelmäßigen Übens. Innerhalb dieser Zeit waren 60 % der Studienteilnehmer in der Lage, Wärmesensationen im entsprechenden Körperteil wahrzunehmen. Dieses Gefühl der Wärme entsteht durch eine messbare Erweiterung der Blutgefäße, die zu einer verstärkten Durchblutung führt, ein Phänomen, das auch bei der Schwere-Übung auftritt. Aus diesem Grund kann es bereits bei der Schwere-Übung zu Wärmesensationen kommen, auch wenn diese noch gar nicht erzielt werden sollten. Die Erweiterung der Blutgefäße kündigt sich bei den meisten Menschen durch ein deutlich spürbares Kribbeln in den Händen oder Füßen an. Wenn die Wärme-Übung erfolgreich ist, lässt sich ein messbarer Temperaturunterschied feststellen, der bis zu 3 °C höher liegen kann als vor dem autogenen Training.

- **Herz-Übung:**

Eine Veränderung der Herzrate durch diese Übung tritt zwar messbar ein, ist jedoch nicht stark genug, um tatsächlich als Nachweis für die Wirkung des autogenen Trainings zu dienen. Diese Veränderung tritt ebenfalls bereits während der Wärme- und Schwere-Übung auf und im Grunde soll die Herz-Übung ohnehin lediglich die Wirkung dieser beiden vorangegangenen Übungen verstärken. Die Herz-Übung bereitet vielen Menschen Probleme, besonders, weil es den meisten schwerfällt, ihren Herzschlag überhaupt zu spüren. Deshalb sollte diese Übung nur dann durchgeführt werden, wenn keinerlei Angstsymptome dafür sorgen könnten, dass Irritationen auftreten, deren Auswirkungen kontraproduktiv wären.

- **Atem-Übung:**

Die Atem-Übung zeigt vor allem Auswirkungen auf die Atemfrequenz, die während der Übung bereits deutlich langsamer wird. Je länger das autogene Training praktiziert wird, desto mehr integriert sich diese langsamere und tiefere Atmung auch in den Alltag. Übende gewöhnen sich an, tiefer in den Bauch zu atmen, machen längere Pausen zwischen Ein- und Ausatmen und entwickeln so auch gleichzeitig einen niedrigeren Ruhepuls. Diese langanhaltenden Effekte stellen sich nach mindestens sechs Monaten regelmäßigen Trainings ein.

- **Sonnengeflecht-Übung:**

Bezüglich der Sonnengeflecht-Übung liegen leider kaum Studien vor, die deren Auswirkungen auf den Körper untersuchen. Einige wenige Ergebnisse zeigen jedoch, dass die Beweglichkeit und die Aktivität des Darms sowie die Durchblutung der Darmschleimhaut während der Übung deutlich ansteigen. Auch wenn die wenigen Untersuchungsergebnisse nicht ausreichen, um hier als wissenschaftlicher Beweis standzuhalten, sprechen sie doch dafür, dass gerade die Sonnengeflecht-Übung eine gute Unterstützung bei Erkrankungen des Magen-Darm-Trakts sein kann.

- **Stirnkühle-Übung:**

Die Stirnkühle-Übung führt nicht, wie man vermutlich erwartet, zu einer tatsächlichen Temperaturabnahme im Bereich der Stirn. Im Gegenteil kommt es hier zu einer messbaren Erwärmung auf der Haut der Stirnpartie, die lediglich als Kühle empfunden wird. Dieser Effekt entsteht, indem durch die Wärmeabstrahlung über die Haut ein kühlender Effekt eintritt. Einige Menschen empfinden diese Übung auch als eher unangenehm, da sie den Effekt tendenziell als Schweregefühl im Kopfbereich empfinden. In diesem Fall kann die

Formel abgewandelt werden zu „Mein Kopf ist leicht und klar". Sollte auch dies nicht den gewünschten Erfolg bringen, ist es besser, auf diese Übung zu verzichten.

Die Aufzählung macht deutlich, dass autogenes Training einen starken Effekt auf den Körper hat, doch kann es neben diesen erwünschten Effekten auch zu weniger erwünschten Nebenwirkungen kommen. Schultz bezeichnete diese Phänomene als sogenannte paradoxe Phänomene, da sie bei relativ vielen seiner Patienten während der Übungen auftraten, dabei jedoch gegenteilige Auswirkungen produzierten. Besonders in der Anfangsphase ist ein Auftreten dieser paradoxen Symptome recht wahrscheinlich, normalerweise nehmen diese jedoch im Laufe einiger Zeit wieder ab.

Es ist für Übende dennoch wichtig, darüber Bescheid zu wissen, denn solche Symptome können nicht nur irritieren, sondern auch dazu führen, dass man sich vom autogenen Training wieder abwendet. Die folgende Liste führt sämtliche paradoxen Phänomene auf, zu welchen es während des Trainings kommen kann. Solltest du bei dir selbst eines dieser Symptome feststellen, nimm es einfach wahr, beachte es aber nicht weiter. Mit der Zeit werden sich die Symptome zurückbilden.

Paradoxe Phänomene:

- Muskelzuckungen
- Unwillkürliche Bewegungen
- Zittern
- Husten
- Zwanghaftes Schlucken
- Kribbeln oder Prickelgefühl in einzelnen Körperpartien
- Lähmungsgefühle
- Benommenheit und Schwindelgefühle, Dreh-, Fall-, Schweb- oder Fluggefühle
- Akustische Halluzinationen
- Spontane Geschmacks- oder Geruchsempfindungen
- Starke emotionale Schwankungen
- Plötzliche Traurigkeit, Unruhe, Angst oder depressive Verstimmung, Einsamkeit oder Euphorie
- Plötzliches und unwillkürliches Lachen oder Weinen
- Verstärkung der Gedankenaktivität bis hin zur Unfähigkeit, sich zu konzentrieren

Trotz der Möglichkeit, dass solche paradoxen und zugegeben unangenehmen Symptome auftreten können, lohnt es sich, weiter durchzuhalten. Es ist nachgewiesen, dass die regelmäßige und vor allem längerfristige Anwendung von autogenem Training zu einer stabilen Verbesserung des körperlichen und seelischen Wohlbefindens führt. Es stellt sich zudem eine Art körperliche Grundentspannung ein, die besonders bei Menschen mit posttraumatischen Stresssymptomen, Angststörungen und Burnout zu einer erheblichen Verbesserung des Allgemeinbefindens führt. Dabei stellen sich die körperlichen Effekte bereits relativ früh ein, während die Auswirkungen auf das psychische Wohlbefinden etwas länger benötigen, um deutlich zu werden.

FÜR WEN IST AUTOGENES TRAINING GEEIGNET – INDIKATION UND KONTRAINDIKATION

Auch wenn es sich bisher danach angehört hat, dass autogenes Training im Prinzip für jeden Menschen nur Vorteile bringen kann, existieren doch einige Fälle, für welche die Anwendung eher nicht angezeigt oder sogar tabu ist. Der Erfinder Dr. Schultz fasste die Indikation für das von ihm entwickelte Training dennoch so breit, dass es dem Weglassen einer Indikation gleichkommt. Vereinfacht gesagt kann also tatsächlich jeder Mensch davon profitieren, doch gibt es Fälle, in denen autogenes Training besonders wertvoll und hilfreich sein kann. Somit existieren sechs offizielle, medizinische Indikationsbereiche für das autogene Training:

- Körperliche und seelische Belastungen
- Zustände der Erschöpfung
- Innere Unruhe, chronische Anspannung, Nervosität
- Schlafstörungen
- Störungen des Zusammenspiels von Körper und Psyche
- Verhaltensauffälligkeiten, Leistungsprobleme
- Chronische Schmerzzustände
- Probleme mit der Selbstregulation

Bezüglich der Gegenindikationen, also der Fälle, in denen kein autogenes Training angewendet werden darf, existieren lediglich drei Gruppen. Die erste dieser Gruppen betrifft Menschen, bei denen in der Anfangsphase erheblich verstärkte, paradoxe Symptome auftreten. Dazu gehören unter anderem Ohnmachtsanfälle und starke Schmerzzustände.

Aber auch alle anderen, oben aufgeführten, paradoxen Symptome können derart stark auftreten, dass sie unerträglich werden. In solchen Fällen kommt es auf die Häufigkeit des Auftretens an, geschieht dies nur sporadisch, handelt es sich lediglich um paradoxe Reaktionen, die mit der Zeit abklingen werden. Treten diese Phänomene jedoch regelmäßig bei jeder Übung auf und verstärken sie sich möglicherweise sogar noch, ist eine klare Kontraindikation gegeben. Das autogene Training muss in diesen Fällen abgebrochen werden. Eine weitere Möglichkeit der Kontraindikation besteht in nicht ausreichend vorhandenen Fähigkeiten eines Menschen. Zum autogenen Training gehört ein Mindestmaß an Konzentrationsfähigkeit und Selbstkontrolle, weshalb es für einige Menschen unmöglich sein kann, diese Techniken zu erlernen. Dies mag besonders auf Menschen mit geistiger Behinderung zutreffen. Die dritte Gruppe, für die eine Kontraindikation besteht, betrifft Menschen mit bestimmten psychischen Erkrankungen, zu denen vor allem Zwangsstörungen und akute Psychosen gehören. Ob und wie autogenes Training in solchen Fällen wirkt, ist aufgrund der Individualität solcher Erkrankungen nicht berechenbar.

Um dieses Kapitel abzuschließen, möchte ich noch etwas zur psychologischen Wirkung des autogenen Trainings sagen. Hierzu muss ich vorab daran erinnern, dass es sich um eine Technik zur Selbsthypnose handelt, da die Geschichte, die ich hier erzählen möchte, nicht direkt mit autogenem Training zu tun hat. Es geht in dieser Geschichte vielmehr um die Effekte, die mittels Hypnose erzielbar sind, genauer gesagt mittels Suggestion unter Hypnose.

Der russische Psychotherapeut Vladimir Rajkov führte ein Experiment zum Thema Hypnose und Suggestion durch, dessen Ergebnis zu regelrechter Berühmtheit des Experiments führte. Dazu versetzte er die Probanden in eine Tiefenhypnose und suggerierte ihnen, sie wären in einem früheren Leben eine hochrangige Persönlichkeit gewesen. Nach der Hypnose ließ Dr. Rajkov seine Probanden bestimmte Tätigkeiten ausführen, die von den zuvor suggerierten, berühmten Persönlichkeiten in besonders hohem Ausmaß beherrscht wurden. Überraschenderweise zeigten die zuvor hypnotisierten Menschen ausnahmslos ein besonders hohes Niveau der Beherrschung dieser Fähigkeiten, auch wenn sie diese Tätigkeiten zuvor nie oder nur äußerst selten durchgeführt hatten. Dieser Effekt wird heute als „Rajkov-Effekt" bezeichnet und zeigt wieder einmal überdeutlich, wie stark das Unbewusste des Menschen Einfluss nimmt. Hier wird deutlich, wie mächtig auch die Übungen der Mittel- und Oberstufe sein können, denn im Grunde können wir alles sein, was wir sein wollen. Wir müssen jedoch vor allem wirklich daran glauben, woran die meisten Menschen wieder scheitern. Das Werkzeug der Autosuggestion zu beherrschen, kann somit einen lebensverändernden Unterschied bewirken.

Progressive Muskelentspannung (PMR) – Die Basis

Bei der progressiven Muskelentspannung handelt es sich um ein Entspannungsverfahren, das in etwa zur gleichen Zeit entstand wie das autogene Training. Entwickelt wurde die PMR vom US-amerikanischen Physiologen Edmund Jacobson (1888-1983), der im Zuge seiner Forschungsarbeiten an der Harvard-Universität eine interessante Entdeckung machte. Diese Entdeckung bezog sich auf die wechselseitige Beziehung von Körper und Psyche, denn er stellte zwei Dinge fest: Zum einen führt psychische Anspannung zu einer messbar erhöhten Anspannung der gesamten Körpermuskulatur, gleichzeitig sorgt die bewusste Entspannung der Muskulatur zum anderen auch dafür, dass sich die ursächliche, psychische Anspannung wieder löst. Im Zuge seiner Forschungen entwickelte er die PMR, eine Reihe von Übungen, die insgesamt dreißig Muskelgruppen ansprachen. Seitdem wurde die PMR kontinuierlich weiter erforscht und entwickelt. So ist es heute möglich, die Übungen der PMR in nur wenigen

Stunden zu erlernen, da die Zahl der angesprochenen Muskelgruppen immer weiter reduziert wurde.

Bei der PMR handelt es sich um das am besten erforschte Entspannungsverfahren unserer Zeit und ihre Wirksamkeit ist wissenschaftlich durch zahlreiche Studien belegt worden. Die einzigen Kontraindikationen sind wie beim autogenen Training akute, schwere Psychosen, darüber hinaus gelten auch Erkrankungen der Muskulatur sowie eine verstärkte Neigung zu Muskelkrämpfen als kontraindiziert. Im Grunde ist die PMR tatsächlich kinderleicht zu erlernen, wenn man einmal das Prinzip verstanden hat. Einzelne Muskelgruppen werden für ca. fünf Sekunden bewusst angespannt, danach wird die Anspannung wieder gelöst. Der Anwender soll seinen Fokus währenddessen auf die unterschiedlichen Gefühle zwischen An- und Entspannung richten. Dadurch werden gleich mehrere Effekte erreicht, denn zum einen lernen Anwender so, sich für ihre eigene Anspannung zu sensibilisieren, sie also überhaupt wahrzunehmen. Wer dauerhaft verspannt ist, gewöhnt sich an diesen Zustand und nimmt diesen irgendwann als normal wahr. Durch regelmäßiges Üben werden Spannungszustände wieder ins rechte Licht gerückt und es wird frühzeitig wahrgenommen, was die Grundvoraussetzung für eine gezielte Entspannung ist. Zum anderen sorgt regelmäßiges Üben dafür, dass eine Art Konditionierung entsteht, denn indem die Muskulatur bewusst zuerst an- und dann entspannt wird, „lernt" das Gehirn, auf Anspannung mit Entspannung zu reagieren.

Das langfristige Ziel der PMR ist somit nicht nur, sich gezielt und leichter entspannen zu können, sondern auch dauerhafte Spannungszustände mit der Zeit immer stärker zu reduzieren und dem Körper die Entspannung als Normalzustand anzutrainieren. Hier kommen wir auch zum Grund dafür, warum die PMR eine hervorragende Ergänzung zum autogenen Training darstellt, denn sehr viele Anfänger scheitern daran, dass sie ihren Körper nicht ausreichend wahrnehmen, um die Effekte des autogenen Trainings überhaupt spüren zu können.

Eine gute Körperwahrnehmung gehört zu den Grundvoraussetzungen dafür, dass autogenes Training wirken kann, deshalb empfiehlt es sich, beide Entspannungstechniken regelmäßig zu üben. Mit Ausnahme der Grundstufen-Übungen binden die geführten Meditationen in diesem Buch deshalb die progressive Muskelentspannung zu Beginn mit ein. Da die Übungen der Grundstufe relativ kurz zu halten sind, wird bei ihnen darauf verzichtet. Wer hier aufgrund von mangelndem Körpergefühl Schwierigkeiten hat, dem empfehle, ich zunächst mit der Meditation „Progressive Muskelentspannung – eine Reise durch den Körper" zu beginnen. Wer sie eine Weile regelmäßig anwendet, wird schon bald seine Körperwahrnehmung verbessert haben. So werden auch die Übungen der Grundstufe gelingen.

Geführte Meditationen

ANWENDUNG

Die geführten Meditationen in diesem Buch halten sich an den vorher beschriebenen Ablauf der Sitzungen des autogenen Trainings. Sie können Anfängern dazu dienen, ein Gefühl dafür zu entwickeln, und sie so in die Lage versetzen, langfristig allein zu üben. Aber auch für all jene, die zwischendurch einfach einmal entspannen und neue Energie tanken möchten, sind diese Meditationen bestens geeignet. Deshalb spielt es keine Rolle, zu welcher Gruppe du persönlich gehörst – also ob du das autogene Training ernsthaft bis zur Oberstufe betreiben oder nur gelegentlich nutzen willst. Alle Meditationen in diesem Buch enden auf die gleiche Weise, indem der Übende durch Anspannung wieder in den aktiven Wachzustand geführt wird. Die einzige Ausnahme bildet die Bonus-Meditation zum Einschlafen. Hier wird der Übende bewusst im Zustand der Tiefenentspannung gelassen, um so einen tiefen Schlafzustand herbeizuführen.

Allerdings sollten Anfänger die Übungen der Unterstufe beim ersten Mal der Reihe nach durchführen. Dafür kannst du die einzelnen Meditationen nutzen oder die letzte Unterstufen-Meditation, die sämtliche Übungen der Unterstufe beinhaltet. Dies ist wichtig, um zunächst ein Gefühl für das autogene Training zu entwickeln und eine gewisse Routine aufzubauen. Die Meditationen enden immer auf die exakt gleiche

Weise, und zwar mit der Rückholung. Dazu werden immer die gleichen Suggestionen und der gleiche Ablauf genutzt. Durch wiederholte Anwendung entsteht auf diese Art eine Konditionierung, die dir erlaubt, den Zustand der Selbsthypnose immer leichter zu verlassen. Besonders bei Anfängern gelingt der Übergang zurück in den Normalzustand nicht immer vollständig, so dass man sich noch eine Weile benebelt oder müde fühlen kann. Durch die Konditionierung auf einen fest ablaufenden Ausstieg kannst du dem entgegenwirken.

Die Meditationen können dir darüber hinaus als Beispiel dienen, wie vielseitig du die Entspannungstechniken, die in diesem Buch genutzt werden, einsetzen kannst. Alles ist beliebig miteinander kombinierbar und besonders die Meditation für die Mittelstufe sowie die Bonus-Meditationen sollten dir das vor Augen führen. Du kannst zusätzlich zum autogenen Training und der PMR auch Dehnübungen und Atemtechniken einbauen und alles mit eigenen, passenden Autosuggestionen kombinieren. Wenn du also zum Entspannungsprofi werden möchtest, sind diese geführten Meditationen ein hervorragendes Übungsfeld für dich. Sobald du diese mehrfach angewendet und eine Routine entwickelt hast, kannst du beginnen, eigene Meditationen durchzuführen, die du exakt auf deine Bedürfnisse hin entwickelt hast. Solltest du jedoch nur gelegentlich einmal entspannen wollen, hast du hier immer eine gute Auswahl an Meditationen, die du ganz nach deinem Belieben auswählen kannst. Zum Abschluss noch ein Tipp bezüglich der Bonus-Meditationen gegen Kopf- und Rückenschmerzen: Solltest du einmal mit so starken Schmerzen zu tun haben, dass diese Meditationen nur Erleichterung bringen, statt diese vollständig aufzulösen, solltest du direkt im Anschluss die Einschlaf-Meditation nutzen. Dadurch besteht eine hohe Wahrscheinlichkeit, dass du nach dem Aufwachen zumindest weitestgehend schmerzfrei bist.

PROGRESSIVE MUSKELENTSPANNUNG – EINE REISE DURCH DEN KÖRPER

https://bit.ly/3J0PHGU
Link oder QR-Code
zum Audio-Guide

Willkommen zu deiner Reise durch den Körper. Nimm nun erst einmal eine entspannte Haltung ein, lege dich flach auf den Rücken oder setze dich aufrecht hin, ohne dich dabei anzulehnen. Die Ellenbogen kannst du dabei auf deinen Oberschenkeln abstützen und die Unterarme bequem auflegen. Schließe jetzt deine Augen und konzentriere dich auf deinen Atem. Atme durch die Nase tief in den Bauch hinein und halte den Atem kurz an. Spüre bewusst, wie dein Atem durch deinen Körper wandert und deine Bauchdecke sich langsam wölbt. Jetzt atmest du sehr langsam durch den Mund wieder aus und spitzt dabei deine Lippen, als wolltest du pfeifen. Konzentriere dich darauf, wie deine Bauchdecke sich langsam wieder senkt, und atme so lange aus, bis keine Luft mehr in deinen Lungen ist. Und noch einmal langsam durch die Nase einatmen, fühle, wie dein Bauch sich langsam nach oben wölbt. Und jetzt langsam wieder durch deine gespitzten Lippen ausatmen.

Atme jetzt wieder normal, langsam und tief in den Bauch hinein und lasse deine Aufmerksamkeit einmal durch deinen gesamten Körper wandern. Beginne mit deinen Füßen, nimm wahr, wie sie sich anfühlen, und wandere dann langsam nach oben, in deine Unterschenkel und die Oberschenkel. Wandere mit deinem Geist weiter nach oben, in deine Beckenregion, den Bauch und Brustkorb. Springe nun zu deinen Händen und wandere langsam durch die Arme nach oben, zu deinen Schultern und der Nackenpartie. Steige nun langsam durch den Kiefer in den Kopf hinauf, bis zu deiner Stirn.

Du hast nun eine erste Verbindung zu deinem Körper hergestellt, dein Atem ist ruhig und gleichmäßig und dein Geist wird langsam still.

Stelle dir vor, du sitzt am Meeresstrand und beobachtest, wie die Wellen sich langsam auf den Strand zubewegen, um dort zu brechen und wieder ins Meer zurückzufließen. Lasse dich ganz von diesem Bild einnehmen, nichts anderes existiert mehr um dich herum. Du verbindest jetzt deine Atmung mit dem Rhythmus, den die Wellen vorgeben. Die nächste Welle rollt jetzt auf dich zu und du atmest dabei tief ein, dann bricht sie und fließt zurück, während du langsam wieder ausatmest. Atme jetzt weiter im Takt dieser Wellen, die nächste Welle kommt und du atmest wieder langsam ein, sie bricht und fließt zurück, und du begleitest das mit deinem Ausatmen.

Dein Geist ist jetzt vollkommen still, du fühlst dich wach und aufmerksam. Lasse nun deine Aufmerksamkeit zu den Muskeln im Gesicht wandern, zu deiner Stirn, den Augen und dem Kiefer. Spanne diese Muskeln jetzt leicht an, dafür kannst du die Augen zusammenpressen, die Stirn zusammenziehen und die Zähne aufeinanderpressen. Atme dabei ganz ruhig weiter und konzentriere dich darauf, wie sich diese Spannung anfühlt. Halte sie, solange ich herunterzähle. Fünf – vier – drei – zwei – eins. Jetzt lasse diese Muskelpartien wieder los und genieße das sich ausbreitende Gefühl der Entspannung. Atme jetzt einmal wieder tief durch die Nase ein und halte den Atem kurz. Jetzt durch die gespitzten Lippen langsam wieder ausatmen.

Lasse deine Aufmerksamkeit nun zu deinen Schultern und deiner Nackenpartie wandern. Spanne jetzt diese Muskelgruppen an, ziehe dafür die Schultern nach oben, um die Anspannung noch deutlicher zu spüren. Fünf – vier – drei – zwei – eins, lasse jetzt los und entspanne deine Schultern und den Nacken wieder, genieße bewusst, wie angenehm sich das anfühlt. Und noch einmal tief durch die Nase in den Bauch hineinatmen, den Atem kurz halten und langsam durch die gespitzten Lippen wieder ausatmen.

Deine Aufmerksamkeit wandert nun zu deinen Händen und Unterarmen. Ziehe deine Unterarme nach oben, an den Körper heran, und balle deine Fäuste. Spüre, wie gespannt sich deine Muskeln anfühlen, und halte diese Spannung – fünf, vier, drei, zwei, eins. Lasse die Arme jetzt wieder nach unten sinken und löse die Anspannung in deinen Fäusten. Spürst du, wie gut sich die Entspannung anfühlt? Atme jetzt wieder tief durch die Nase in deinen Bauch hinein und halte den Atem kurz an. Und jetzt langsam durch die gespitzten Lippen wieder ausatmen.

Du wanderst jetzt mit deiner Aufmerksamkeit in deinen Rumpf, spannst die Muskeln im Brustkorb, Bauch und Beckenbereich an und konzentrierst dich darauf, wie sich diese Anspannung anfühlt. Fünf – vier – drei – zwei – eins. Lasse die Muskeln nun wieder los und genieße das entspannte Gefühl, das sich langsam ausbreitet. Atme jetzt wieder tief durch die Nase in deinen Bauch hinein und halte den Atem kurz an. Und jetzt langsam durch die gespitzten Lippen wieder ausatmen.

Wandere nun mit deinem Geist weiter nach unten, zu deinen Oberschenkeln und deinem Gesäß. Spanne diese Muskeln jetzt an, bis ich nach unten gezählt habe, und nimm die Anspannung bewusst wahr: fünf – vier – drei – zwei – eins. Und wieder loslassen, genieße einen

Augenblick die sich ausbreitende Entspannung. Atme wieder tief durch die Nase in deinen Bauch hinein und halte den Atem. Und jetzt ganz langsam wieder durch die gespitzten Lippen ausatmen.

Lasse deinen Fokus nun in deine Unterschenkel und Füße wandern. Ziehe die Fußspitzen leicht nach oben, so dass sich die Muskulatur der Waden ebenfalls anspannt, und konzentriere dich auf das Gefühl der Anspannung, die du wieder hältst, bis ich nach unten gezählt habe: fünf – vier – drei – zwei – eins. Lasse deine Fußspitzen jetzt wieder sinken, bis deine Füße und Waden ganz entspannt sind, genieße ein letztes Mal bewusst den Unterschied zwischen An- und Entspannung.

Deine Reise durch den Körper nähert sich jetzt ihrem Ende. Du kehrst mit deinem Bewusstsein jetzt zurück an den Strand und lauschst dem Geräusch der Brandung. Nimm dir Zeit, noch eine Weile im Rhythmus der Wellen zu atmen, und wandere mit deiner Aufmerksamkeit noch ein letztes Mal durch deinen Körper. Genieße den Zustand der Schwere und Entspannung, der sich immer stärker in dir ausbreitet.

Du fühlst dich leicht und entspannt, dein Geist ist ruhig und klar. Du verlässt jetzt den Strand und kehrst langsam ins Hier und Jetzt zurück, während ich noch einmal herunterzähle. Wenn ich bei eins angelangt bin, öffnest du deine Augen: fünf – vier – drei – zwei – eins.

AUTOGENES TRAINING – UNTERSTUFE – SCHWEREÜBUNG & STIRNKÜHLEÜBUNG

https://bit.ly/3v8KVBv
Link oder QR-Code
zum Audio-Guide

Willkommen zum autogenen Training, in dieser Meditation wirst du trainieren, eine angenehme Schwere in deinen Extremitäten herbeizuführen und deinen Kopf zu entspannen. Wenn ich im Laufe dieser Übung eine Autosuggestion sage, wiederholst du diese einfach in deinem Geist, das ist alles, was du selbst tun musst. Du sollst hier nichts erzwingen und du musst auch nichts erwarten, es wird einfach geschehen, was auch immer geschehen will. Möglicherweise wirst du zu einem bestimmten Zeitpunkt das Bedürfnis haben, zu weinen. Wenn dies geschehen sollte, ist das völlig normal, lasse die Tränen einfach fließen und bleibe in der Meditation. Lasse dich ansonsten einfach von mir führen. Mache es dir nun erst einmal bequem, du kannst dich entspannt auf den Rücken legen oder im Sitzen die Ellenbogen auf deinen Oberschenkeln abstützen, ohne dich anzulehnen. Jetzt schließe deine

Augen und lasse all deine alltäglichen Sorgen und Gedanken los. Dein Alltag entfernt sich immer weiter von dir und vor deinen Augen formt sich langsam ein inneres Bild.

Du befindest dich mitten in einer schönen Wiese, das Gras um dich herum wächst so hoch, dass du nur den tiefblauen Himmel über dir siehst. In der Ferne kannst du ein paar Baumwipfel erkennen, die sich mit einem sanften Rauschen in der angenehmen Brise bewegen. Die Luft ist erfüllt von diesem leisen Rauschen der Bäume und des Windes und vom friedlichen Gesang der Vögel. Der Wind trägt den süßlichen Duft von blühendem Flieder an deine Nase und das goldene Licht der Sonne wärmt dein Gesicht, wenn du zum Himmel blickst. Du befindest dich jetzt voll und ganz an diesem friedlichen Ort und schließt nun auch in deiner Vorstellung die Augen. Ein Gefühl der absoluten Sicherheit durchströmt dich und du gibst dich dem einfach hin.

Atme jetzt tief durch die Nase in deinen Bauch hinein und halte den Atem kurz an. Und jetzt langsam durch die gespitzten Lippen wieder ausatmen. Dabei konzentrierst du dich vollständig auf das Gefühl, wie die Luft deinen Bauchraum erfüllt und ihn wieder verlässt. Und gleich noch einmal, tief durch die Nase einatmen – halten – und langsam durch die gespitzten Lippen wieder ausatmen. Atme jetzt wieder ganz normal, einfach ruhig und tief in den Bauch hinein, und fühle, wie sich die Anspannung in deinem Körper bereits zu lösen beginnt. In deinem Geist breitet sich eine friedliche und angenehme Stille aus.

„Ich fühle mich gelassen und entspannt. In mir herrschen Stille und Frieden."

„Ich fühle mich gelassen und entspannt. In mir herrschen Stille und Frieden."

„Ich fühle mich gelassen und entspannt. In mir herrschen Stille und Frieden."

„Ich fühle mich gelassen und entspannt. In mir herrschen Stille und Frieden."

„Ich fühle mich gelassen und entspannt. In mir herrschen Stille und Frieden."

„Ich fühle mich gelassen und entspannt. In mir herrschen Stille und Frieden."

Richte nun deine Aufmerksamkeit auf deinen rechten Arm und spüre einfach nur, wie dieser sich anfühlt. Du musst hier nichts bewerten, es gibt kein Richtig oder Falsch, nimm einfach nur wahr, was ist. Sprich mir jetzt in Gedanken einfach wieder nach:

„Mein rechter Arm ist angenehm schwer."

„Mein rechter Arm ist angenehm schwer."

„Mein rechter Arm ist angenehm schwer."

„Mein rechter Arm ist angenehm schwer."

„Mein rechter Arm ist angenehm schwer."

„Mein rechter Arm ist angenehm schwer."

Stell dir vor, eine angenehm schwere, weiche Decke würde sich über diesen Arm legen und einen sanften Druck ausüben. Versuche nicht, irgendetwas zu erzwingen, lasse einfach geschehen, was auch immer geschehen will.

Deine Aufmerksamkeit wandert jetzt zu deinem linken Arm und du spürst wieder einfach nur den Ist-Zustand, ohne zu bewerten. Sprich mir jetzt im Geiste nach:

„Mein linker Arm ist angenehm schwer."

„Mein linker Arm ist angenehm schwer."

„Mein linker Arm ist angenehm schwer."

„Mein linker Arm ist angenehm schwer."

„Mein linker Arm ist angenehm schwer."

„Mein linker Arm ist angenehm schwer."

Deine Aufmerksamkeit wandert jetzt von deinem Arm in deinen Kopf und zu deinem Gesicht. Spüre, in welchem Zustand sich dein Kopf befindet, wie fühlt sich deine Stirn an, dein Kiefer, dein Gesicht? Nimm auch hier einfach nur wahr, ohne zu werten. Sprich mir jetzt wieder in Gedanken nach:

„Meine Stirn ist angenehm kühl."

„Meine Stirn ist angenehm kühl."

„Meine Stirn ist angenehm kühl."

„Meine Stirn ist angenehm kühl."

„Meine Stirn ist angenehm kühl."

„Meine Stirn ist angenehm kühl."

Du befindest dich inzwischen in einem vollkommen friedlichen Zustand. Du bist vollkommen eins mit deinem Körper und dem Hier und Jetzt. Die sanfte Melodie des Windes und der Vögel dringen zu dir durch, sie fühlen sich weit entfernt und zugleich allgegenwärtig an, du fühlst dich, als würdest du schweben, während du deutlich die Berührung deines Körpers mit dem Boden spürst. Lasse deine Aufmerksamkeit nun zu deinem rechten Bein wandern und nimm wieder einfach nur wahr, was du dort spürst. Sprich mir im Geiste nach:

„Mein rechtes Bein ist angenehm schwer."

„Mein rechtes Bein ist angenehm schwer."

„Mein rechtes Bein ist angenehm schwer."

„Mein rechtes Bein ist angenehm schwer."

„Mein rechtes Bein ist angenehm schwer."

„Mein rechtes Bein ist angenehm schwer."

Deine Aufmerksamkeit wandert nun in das linke Bein und erspürt auch hier wieder den Ist-Zustand. Sprich mir jetzt wieder im Geiste nach:

„Mein linkes Bein ist angenehm schwer."

„Mein linkes Bein ist angenehm schwer"

„Mein linkes Bein ist angenehm schwer"

„Mein linkes Bein ist angenehm schwer"

„Mein linkes Bein ist angenehm schwer"

„Mein linkes Bein ist angenehm schwer"

Wandere jetzt noch einmal in Gedanken durch deinen gesamten Körper und genieße das Gefühl der vollkommenen Entspannung sowie die Schwere, die sich in deinen Gliedern auszubreiten beginnt. Atme gemeinsam mit mir noch einmal tief durch die Nase in den Bauch hinein, halte den Atem kurz und atme langsam durch die gespitzten Lippen wieder aus. Sprich mir noch einmal nach:

„Ich bin vollkommen ruhig und entspannt."

„Ich bin vollkommen ruhig und entspannt."

„Ich bin vollkommen ruhig und entspannt."

„Ich bin vollkommen ruhig und entspannt."

„Ich bin vollkommen ruhig und entspannt."

„Ich bin vollkommen ruhig und entspannt."

Ich werde diese Übung jetzt beenden, indem ich dich wieder zurück ins Hier und Jetzt hole. Spanne nun die Muskulatur deiner Arme und Beine fest an und forme dabei mit den Händen eine Faust. Wenn ich gleich herunterzähle, zählst du in Gedanken mit und sprichst mir im Geiste nach. Wenn wir bei null angekommen sind, lässt du die Anspannung los, klatschst einmal kräftig in die Hände und öffnest deine Augen.

„Drei – Ich verbinde mich wieder mit meinem Alltag."

„Zwei – Ich fühle mich erfrischt, ich bin ganz da."

„Eins – Wenn ich die Augen öffne, fühle ich mich fit und aktiv."

„Null – Ich bin zurück, ich fühle mich gelassen und voller Energie."

AUTOGENES TRAINING – UNTERSTUFE – WÄRMEÜBUNG & SONNENGEFLECHTÜBUNG

https://bit.ly/3b1BmxB
Link oder QR-Code
zum Audio-Guide

Willkommen zur zweiten Übung der Unterstufe. In dieser Übung werde ich dich anleiten, selbst Wärme in deinem Körper zu erzeugen. Dazu nutzen wir die Wärme- und die Sonnengeflechts-Übung. Auch für diese Übung gilt wieder, dass du nichts aktiv tun musst. Lasse dich einfach von meiner Stimme anleiten und sprich die Autosuggestionen im Geiste mit. Bleibe ansonsten völlig passiv und nimm einfach nur wahr, was geschieht, ohne es zu bewerten. Begib dich jetzt erst einmal in eine der beiden entspannten Ausgangspositionen für das autogene Training. Schließe nun deine Augen und lasse all deine alltäglichen Sorgen und Gedanken los. Dein Alltag entfernt sich immer weiter von dir und vor deinen Augen formt sich langsam ein inneres Bild.

Du liegst oder sitzt ganz entspannt in einer Badewanne. Das Wasser hat die perfekte Wohlfühltemperatur für dich und umschmeichelt sanft deine Haut. Du fühlst dich geborgen und dieses Gefühl wird noch verstärkt durch die Atmosphäre, die im Raum herrscht. Draußen vor dem Fenster herrscht Dunkelheit und der Raum ist in weiches Kerzenlicht getaucht, das in sanften Strahlen von unzähligen Teelichtern und Kerzen unterschiedlichster Größen entweicht. An den Wänden entsteht durch das flackernde Licht ein Schattentheater, während von draußen das beruhigende Geräusch eines Sommerregens durch das geöffnete Fenster hereindringt. Du lässt dich jetzt einfach in das warme Wasser hineinsinken und lässt alle Anspannung los.

Atme jetzt tief durch die Nase in deinen Bauch hinein und halte den Atem kurz an. Und jetzt langsam durch die gespitzten Lippen wieder ausatmen. Dabei konzentrierst du dich vollständig auf das Gefühl, wie die Luft deinen Bauchraum erfüllt und ihn wieder verlässt. Und gleich noch einmal, tief durch die Nase einatmen – halten – und langsam durch die gespitzten Lippen wieder ausatmen. Atme jetzt wieder ganz normal, einfach ruhig und tief in den Bauch hinein, und fühle, wie sich die Anspannung in deinem Körper bereits zu lösen beginnt.

„Ich fühle mich gelassen und entspannt. In mir herrschen Stille und Frieden."

„Ich fühle mich gelassen und entspannt. In mir herrschen Stille und Frieden."

„Ich fühle mich gelassen und entspannt. In mir herrschen Stille und Frieden."

„Ich fühle mich gelassen und entspannt. In mir herrschen Stille und Frieden."

„Ich fühle mich gelassen und entspannt. In mir herrschen Stille und Frieden."

„Ich fühle mich gelassen und entspannt. In mir herrschen Stille und Frieden."

Lasse deine Aufmerksamkeit nun wieder zu deinem rechten Arm wandern. Nimm ihn einfach ganz in Ruhe wahr, spüre die Muskeln und Gelenke und nimm dabei einfach nur wahr. Du musst nichts verändern oder bewerten. Sprich mir nun in Gedanken nach:

„Mein rechter Arm ist strömend warm."

„Mein rechter Arm ist strömend warm."

„Mein rechter Arm ist strömend warm."

„Mein rechter Arm ist strömend warm."

„Mein rechter Arm ist strömend warm."

„Mein rechter Arm ist strömend warm."

Dein Fokus wandert nun hinüber in den linken Arm, den du nun auch erst einmal nur bewusst wahrnimmst. Sprich mir nun nach:

„Mein linker Arm ist strömend warm."

„Mein linker Arm ist strömend warm."

„Mein linker Arm ist strömend warm."

„Mein linker Arm ist strömend warm."

„Mein linker Arm ist strömend warm."

„Mein linker Arm ist strömend warm."

Konzentriere dich nun auf dein Sonnengeflecht oder deinen Solarplexus, das ist ein Punkt in der Mitte deines Körpers. Du findest diesen Punkt etwa eine Handbreit oberhalb deines Bauchnabels. Es ist die Stelle, die sich in deinem Bauch irgendwie verkrampft anfühlt, wenn du unter Anspannung stehst, und es ist auch die Stelle, an der die Schmetterlinge tanzen, wenn du verliebt bist.

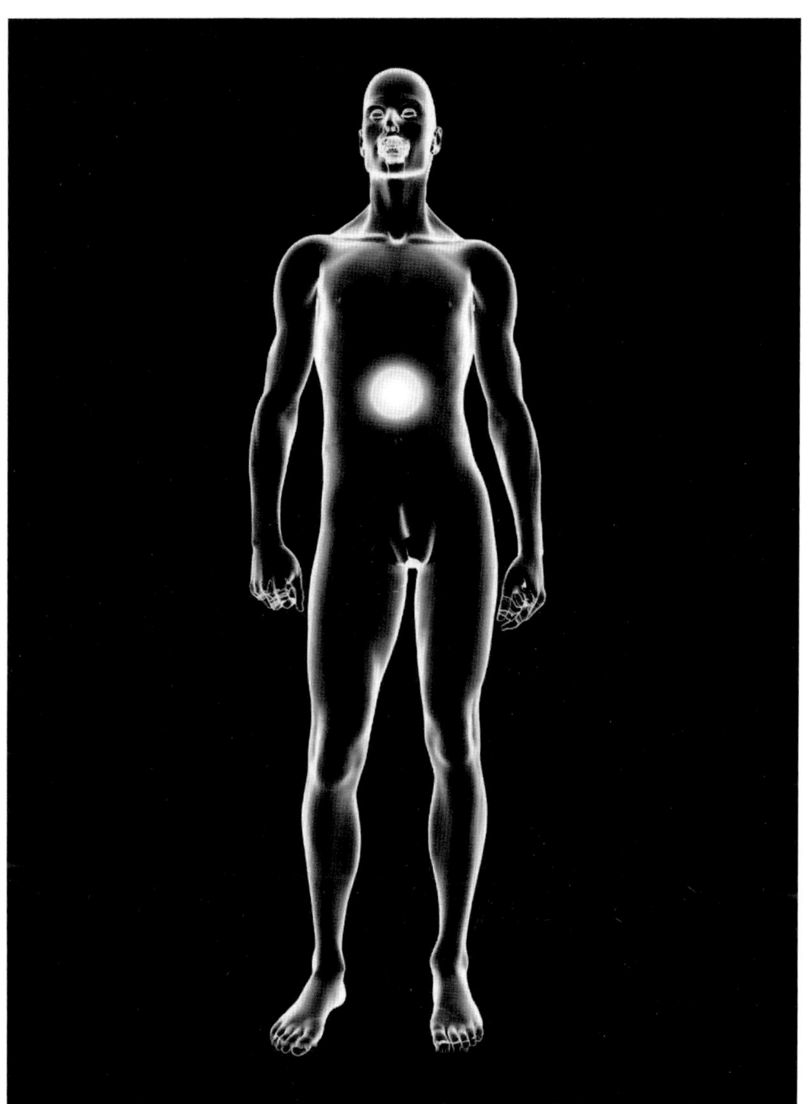

Lasse an dieser Stelle nun eine kleine Sonne entstehen, die sich tief in deinem Inneren befindet und von dort aus ihre Wärme in den gesamten Körper pumpt. Lasse diese Sonne langsam wachsen, bis sie deinen gesamten Körper einhüllt, erleuchtet und wärmt. Sprich mir nun im Geiste nach:

„Mein Sonnengeflecht ist strömend warm."

„Mein Sonnengeflecht ist strömend warm."

„Mein Sonnengeflecht ist strömend warm."

„Mein Sonnengeflecht ist strömend warm."

„Mein Sonnengeflecht ist strömend warm."

„Mein Sonnengeflecht ist strömend warm."

Lasse deine Aufmerksamkeit jetzt zu deinem rechten Bein wandern und nimm es einfach nur wahr. Sprich mir jetzt wieder in Gedanken nach:

„Mein rechtes Bein ist strömend warm."

„Mein rechtes Bein ist strömend warm."

„Mein rechtes Bein ist strömend warm."

„Mein rechtes Bein ist strömend warm."

„Mein rechtes Bein ist strömend warm."

„Mein rechtes Bein ist strömend warm."

Du erreichst nun die letzte Station auf dieser Reise, indem du deine Aufmerksamkeit auf dein linkes Bein richtest. Lasse deinen Geist dort einfach verweilen und sprich mir nach:

„Mein linkes Bein ist strömend warm."

„Mein linkes Bein ist strömend warm."

„Mein linkes Bein ist strömend warm."

„Mein linkes Bein ist strömend warm."

„Mein linkes Bein ist strömend warm."

„Mein linkes Bein ist strömend warm."

Wandere jetzt noch einmal in Gedanken durch deinen gesamten Körper und genieße die wohltuende Wärme, die sich vom Bauchraum und den Extremitäten ausbreitet und dich immer stärker erfüllt. Atme gemeinsam mit mir noch einmal tief durch die Nase in den Bauch hinein, halte den Atem kurz und atme dann langsam durch die gespitzten Lippen wieder aus. Sprich mir noch einmal nach:

„Ich bin vollkommen ruhig und entspannt."

„Ich bin vollkommen ruhig und entspannt."

„Ich bin vollkommen ruhig und entspannt."

„Ich bin vollkommen ruhig und entspannt."

„Ich bin vollkommen ruhig und entspannt."

„Ich bin vollkommen ruhig und entspannt."

Ich werde diese Übung jetzt beenden, indem ich dich wieder zurück ins Hier und Jetzt hole. Spanne nun die Muskulatur deiner Arme und Beine fest an und forme dabei mit den Händen eine Faust. Wenn ich gleich herunterzähle, zählst du in Gedanken mit und sprichst mir im Geiste nach. Wenn wir bei null angekommen sind, lässt du die Anspannung los, klatschst einmal kräftig in die Hände und öffnest deine Augen.

„Drei – Ich verbinde mich wieder mit meinem Alltag."

„Zwei – Ich fühle mich erfrischt, ich bin ganz da."

„Eins – Wenn ich die Augen öffne, fühle ich mich fit und aktiv."

„Null – Ich bin zurück, ich fühle mich gelassen und voller Energie."

AUTOGENES TRAINING – UNTERSTUFE – HERZÜBUNG & ATEMÜBUNG

https://bit.ly/3aVXppk
Link oder QR-Code
zum Audio-Guide

Willkommen zur dritten Übung der Unterstufe. In dieser Übung werde ich dich anleiten, deinen Herzschlag und deine Atmung zu regulieren. Diese Übung kann dir besonders bei Ängsten und Panikattacken helfen. Lasse dich nun wie immer einfach von meiner Stimme anleiten und sprich die Autosuggestionen im Geiste mit. Mache es dir nun bequem und begebe dich in eine der beiden entspannten Ausgangspositionen für das autogene Training. Schließe deine Augen und atme ein paarmal tief ein und aus. Nimm Kontakt zu deinem Körper auf und fühle einmal in jeden Bereich hinein. Beginne mit deinem Kopf, der Stirn, den Wangen und dem Kiefer und lasse deinen Fokus dann langsam hinunterwandern zu deinem Nacken- und Schulterbereich. Immer weiter nach unten gleitet dein Geist durch deinen Körper, vom Brustkorb in den Bauchraum und schließlich in deine Beine und Füße.

Du hast nun eine Verbindung zu deinem Körper hergestellt und fühlst dich ruhig und entspannt. Vor deinem geistigen Auge formt sich langsam ein Bild.

Du siehst dich um und findest dich in einem tropischen Bergpanorama wieder. Du erkennst, dass du auf dem Gipfel eines kleinen, dicht bewaldeten Berges bist, auf einem kleinen Plateau mit einer gemütlichen Bank, auf der du sitzt. Der Ausblick, der sich dir bietet, ist atemberaubend: Direkt vor dir fällt der Berg in einer Steilwand ab, die direkt in einem azurblauen See endet. Dieser See erstreckt sich über ein gigantisches Gebiet, das zu allen Seiten von bewaldeten Hügeln und Bergen umrandet wird. Die Luft ist erfüllt vom Duft des tropischen Waldes, du nimmst die unterschiedlichsten, lieblichen Blütendüfte wahr und einen schweren Geruch nach Regen und nassem Holz. Du atmest diese Düfte nun tief durch deine Nase in deinen Bauch hinein und hältst sie dort kurz fest, dann lässt du die Luft durch deine gespitzten Lippen langsam wieder entweichen. Und gleich noch einmal: Tief durch die Nase einatmen, halten und langsam durch die gespitzten Lippen wieder ausatmen.

Du lässt jetzt alle Anspannung los, die noch an dir haftet, du fühlst dich sicher und geborgen. Sprich mir nun im Geiste nach:

„Ich fühle mich gelassen und entspannt. In mir herrschen Stille und Frieden."

„Ich fühle mich gelassen und entspannt. In mir herrschen Stille und Frieden."

„Ich fühle mich gelassen und entspannt. In mir herrschen Stille und Frieden."

„Ich fühle mich gelassen und entspannt. In mir herrschen Stille und Frieden."

„Ich fühle mich gelassen und entspannt. In mir herrschen Stille und Frieden."

„Ich fühle mich gelassen und entspannt. In mir herrschen Stille und Frieden."

Wende deinen Geist jetzt wieder nach innen, in deinen Körper, und konzentriere dich auf dein Herz. Spüre bewusst, wie es schlägt, und verbinde dich damit. Stelle es dir vor, wie es tief in deinem Innern pulsiert, und mache dir bewusst, dass sich hier der Quell deiner Lebenskraft befindet. Lausche nun einfach dem Herzschlag, den ich hier für dich abspiele, und sprich mir in Gedanken nach:

„Mein Herz schlägt ruhig und gleichmäßig."

„Mein Herz schlägt ruhig und gleichmäßig."

„Mein Herz schlägt ruhig und gleichmäßig."

„Mein Herz schlägt ruhig und gleichmäßig."

„Mein Herz schlägt ruhig und gleichmäßig."

„Mein Herz schlägt ruhig und gleichmäßig."

Löse deinen Geist nun von deinem Herzen und richte deine Aufmerksamkeit neu aus, auf deine Atmung. Lasse den Atem einfach ruhig durch deinen Körper fließen und spüre ihm nach. Fließe gemeinsam mit der Luft durch deine Nase in die Lungen und den Bauchraum und fließe dann langsam wieder hinaus. Atme nun eine Weile gemeinsam mit dem Rhythmus des Metronoms, das du hier hörst, und fühle dabei bewusst die Luft durch deinen Körper strömen. Sprich mir jetzt im Geiste nach:

„Mein Atem fließt ruhig und gleichmäßig."

„Mein Atem fließt ruhig und gleichmäßig."

„Mein Atem fließt ruhig und gleichmäßig."

„Mein Atem fließt ruhig und gleichmäßig."

„Mein Atem fließt ruhig und gleichmäßig."

„Mein Atem fließt ruhig und gleichmäßig."

Lasse nun zum Abschluss deinen Geist noch einmal durch deinen gesamten Körper wandern und genieße das Gefühl der absoluten Entspannung, die dich immer stärker erfüllt. Atme gemeinsam mit mir noch einmal tief durch die Nase in den Bauch hinein, halte den Atem kurz und atme dann langsam durch die gespitzten Lippen wieder aus. Sprich mir noch einmal nach:

„Ich bin vollkommen ruhig und entspannt."

„Ich bin vollkommen ruhig und entspannt."

„Ich bin vollkommen ruhig und entspannt."

„Ich bin vollkommen ruhig und entspannt."

„Ich bin vollkommen ruhig und entspannt."

„Ich bin vollkommen ruhig und entspannt."

Ich werde diese Übung jetzt beenden, indem ich dich wieder zurück ins Hier und Jetzt hole. Spanne nun die Muskulatur deiner Arme und Beine fest an und forme dabei mit den Händen eine Faust. Wenn ich gleich herunterzähle, zählst du in Gedanken mit und sprichst mir im Geiste nach. Wenn wir bei null angekommen sind, lässt du die Anspannung los, klatschst einmal kräftig in die Hände und öffnest deine Augen.

„Drei – Ich verbinde mich wieder mit meinem Alltag."

„Zwei – Ich fühle mich erfrischt, ich bin ganz da."

„Eins – Wenn ich die Augen öffne, fühle ich mich fit und aktiv."

„Null – Ich bin zurück, ich fühle mich gelassen und voller Energie."

AUTOGENES TRAINING – KOMPLETTE UNTERSTUFE

https://bit.ly/3aWe5gC
Link oder QR-Code
zum Audio-Guide

Willkommen, in dieser geführten Meditation werde ich dich anleiten, sämtliche Übungen der Unterstufe des autogenen Trainings anzuwenden. Lasse dich nun wie immer einfach von meiner Stimme anleiten und sprich die Autosuggestionen im Geiste mit. Mache es dir bequem und begebe dich in eine der beiden entspannten Ausgangspositionen für das autogene Training. Wenn du so weit bist, dann schließe deine Augen und atme erst einmal tief durch. Du musst jetzt nur noch meiner Stimme lauschen und kannst dich völlig passiv von mir führen lassen. Wende deine Aufmerksamkeit nun bitte auf deinen Körper, um dich mit ihm zu verbinden. Dafür fühlst du in jeden Bereich einmal hinein und nimmst diesen bewusst wahr.

Beginne mit deinem Kopf und der Gesichtsmuskulatur, wandere dann langsam über den Hals nach unten zu deinen Schultern und dem Nacken, den Armen und Händen. Nun lenkst du die Aufmerksamkeit auf deinen Brustkorb und wanderst von dort langsam weiter in den Bauch und die Beckenregion. Wandere weiter nach unten, durch die Beine bis in deine Füße. Nach dieser ersten Kontaktaufnahme zu deinem Körper kannst du dich jetzt voll und ganz auf deine Atmung konzentrieren.

Wir atmen jetzt gemeinsam durch die Nase tief in den Bauch hinein, halten den Atem kurz und atmen dann langsam durch die gespitzten Lippen wieder aus. Und noch einmal, tief durch die Nase einatmen, halten und durch die gespitzten Lippen wieder ausatmen. Und ein letztes Mal, tief durch die Nase einatmen, halten und durch die gespitzten Lippen wieder ausatmen.

Lasse nun alle Anspannung los, die noch an dir haftet, du fühlst dich sicher und geborgen. Sprich mir nun im Geiste nach:

„Ich fühle mich gelassen und entspannt. In mir herrschen Stille und Frieden."

„Ich fühle mich gelassen und entspannt. In mir herrschen Stille und Frieden."

„Ich fühle mich gelassen und entspannt. In mir herrschen Stille und Frieden."

„Ich fühle mich gelassen und entspannt. In mir herrschen Stille und Frieden."

„Ich fühle mich gelassen und entspannt. In mir herrschen Stille und Frieden."

„Ich fühle mich gelassen und entspannt. In mir herrschen Stille und Frieden."

Wir beginnen jetzt mit der Schwere-Übung, in der wir alle vier Gliedmaßen ansprechen. Richte dafür deine Aufmerksamkeit auf deinen rechten Arm und spüre nach, wie dieser sich anfühlt. Es gibt hier kein Richtig oder Falsch, nimm einfach nur wahr, was ist. Sprich mir jetzt in Gedanken einfach wieder nach:

„Mein rechter Arm ist angenehm schwer."

„Mein rechter Arm ist angenehm schwer."

„Mein rechter Arm ist angenehm schwer."

„Mein rechter Arm ist angenehm schwer."

„Mein rechter Arm ist angenehm schwer."

„Mein rechter Arm ist angenehm schwer."

„Mein rechter Arm ist angenehm schwer."

Wandere mit deiner Aufmerksamkeit jetzt zu deinem linken Arm und spüre einfach nur, wie er sich anfühlt. Sprich mir im Geiste nach:

„Mein linker Arm ist angenehm schwer."

„Mein linker Arm ist angenehm schwer."

„Mein linker Arm ist angenehm schwer."

„Mein linker Arm ist angenehm schwer."

„Mein linker Arm ist angenehm schwer."

„Mein linker Arm ist angenehm schwer."

„Mein linker Arm ist angenehm schwer."

Konzentriere dich jetzt auf dein rechtes Bein und nimm wieder einfach nur wahr, was du dort spürst. Sprich mir im Geiste nach:

„Mein rechtes Bein ist angenehm schwer."

„Mein rechtes Bein ist angenehm schwer."

„Mein rechtes Bein ist angenehm schwer."

„Mein rechtes Bein ist angenehm schwer."

„Mein rechtes Bein ist angenehm schwer."

„Mein rechtes Bein ist angenehm schwer."

Lasse deine Aufmerksamkeit weiter in das linke Bein wandern und erspüre auch hier wieder den Ist-Zustand. Sprich mir im Geiste nach:

„Mein linkes Bein ist angenehm schwer."

„Mein linkes Bein ist angenehm schwer."

„Mein linkes Bein ist angenehm schwer."

„Mein linkes Bein ist angenehm schwer."

„Mein linkes Bein ist angenehm schwer."

„Mein linkes Bein ist angenehm schwer."

Wir gehen jetzt sämtliche Gliedmaßen noch einmal durch, um der Schwere die Wärme hinzuzufügen. Wir beginnen jetzt mit der Wärme-Übung, lasse deshalb deine Aufmerksamkeit wieder zu deinem rechten Arm wandern. Sprich mir in Gedanken nach:

„Mein rechter Arm ist strömend warm."

„Mein rechter Arm ist strömend warm."

„Mein rechter Arm ist strömend warm."

„Mein rechter Arm ist strömend warm."

„Mein rechter Arm ist strömend warm."

„Mein rechter Arm ist strömend warm."

Konzentriere dich nun auf den linken Arm, den du nun auch erst einmal nur bewusst wahrnimmst. Sprich mir nun nach:

„Mein linker Arm ist strömend warm."

„Mein linker Arm ist strömend warm."

„Mein linker Arm ist strömend warm."

„Mein linker Arm ist strömend warm."

„Mein linker Arm ist strömend warm."

„Mein linker Arm ist strömend warm."

Wende deine Aufmerksamkeit nun deinem Sonnengeflecht oder dem Solarplexus zu, das ist ein Punkt in der Mitte deines Körpers.

[Du findest diesen Punkt etwa eine Handbreit oberhalb deines Bauchnabels. Es ist die Stelle, die sich in deinem Bauch irgendwie verkrampft anfühlt, wenn du unter Anspannung stehst, und es ist auch die Stelle, an der die Schmetterlinge tanzen, wenn du verliebt bist.]

Lasse an dieser Stelle nun eine kleine Sonne entstehen, die sich tief in deinem Inneren befindet und von dort aus ihre Wärme in den gesamten Körper pumpt.

Lasse diese Sonne langsam wachsen, bis sie deinen gesamten Körper einhüllt, erleuchtet und wärmt. Sprich mir nun im Geiste nach:

„Mein Sonnengeflecht ist strömend warm."

„Mein Sonnengeflecht ist strömend warm."

„Mein Sonnengeflecht ist strömend warm."

„Mein Sonnengeflecht ist strömend warm."

„Mein Sonnengeflecht ist strömend warm."

„Mein Sonnengeflecht ist strömend warm."

Wandere mit deinem Geist weiter zu deinem rechten Bein und nimm es einfach nur wahr. Sprich mir in Gedanken nach:

„Mein rechtes Bein ist strömend warm."

„Mein rechtes Bein ist strömend warm."

„Mein rechtes Bein ist strömend warm."

„Mein rechtes Bein ist strömend warm."

„Mein rechtes Bein ist strömend warm."

„Mein rechtes Bein ist strömend warm."

Wir beenden die Wärme-Übung, indem du deine Aufmerksamkeit auf dein linkes Bein richtest. Lasse deinen Geist dort einfach verweilen und sprich mir nach:

„Mein linkes Bein ist strömend warm."

„Mein linkes Bein ist strömend warm."

„Mein linkes Bein ist strömend warm."

„Mein linkes Bein ist strömend warm."

„Mein linkes Bein ist strömend warm."

„Mein linkes Bein ist strömend warm."

Du hast jetzt die Schwere-Übung und die Wärme-Übung durchgeführt, dein Körper fühlt sich immer entspannter an und eine angenehme Schwere und Wärme breiten sich langsam darin aus. Wir vertiefen diesen Zustand nun noch weiter mit der Stirnkühle-Übung. Deine Aufmerksamkeit wandert deshalb jetzt zu deiner Stirn. Spüre, in welchem Zustand sie sich befindet, ohne diesen zu bewerten. Sprich mir jetzt wieder in Gedanken nach:

„Meine Stirn ist angenehm kühl."

„Meine Stirn ist angenehm kühl."

„Meine Stirn ist angenehm kühl."

„Meine Stirn ist angenehm kühl."

„Meine Stirn ist angenehm kühl."

„Meine Stirn ist angenehm kühl."

Du befindest dich inzwischen in einem vollkommen friedlichen Zustand. Du bist vollkommen eins mit deinem Körper und dem Hier und Jetzt und fühlst dich sicher und geborgen. Genieße diesen Zustand einen Augenblick und lasse dich noch tiefer darin versinken.

Wir beginnen jetzt gemeinsam mit der Herz-Übung. Dafür wendest du deine Aufmerksamkeit nach innen und spürst deinem Herzschlag nach. Stelle dir dein Herz bildlich vor, wie es tief in deiner Brust pulsiert und die Lebenskraft durch deine Adern pumpt. Sprich mir in Gedanken nach:

„Mein Herz schlägt ruhig und gleichmäßig."

„Mein Herz schlägt ruhig und gleichmäßig."

„Mein Herz schlägt ruhig und gleichmäßig."

„Mein Herz schlägt ruhig und gleichmäßig."

„Mein Herz schlägt ruhig und gleichmäßig."

„Mein Herz schlägt ruhig und gleichmäßig."

Wir sind nun bei der letzten Übung der Unterstufe angekommen, bei der Atem-Übung. Richte deshalb deine Aufmerksamkeit auf deine Atmung aus. Lasse den Atem einfach ruhig durch deinen Körper fließen und spüre ihm nach. Fließe gemeinsam mit der Luft durch deine Nase in die Lungen und den Bauchraum und fließe dann langsam wieder hinaus. Fühle dabei bewusst die Luft durch deinen Körper strömen. Sprich mir jetzt im Geiste nach:

„Mein Atem fließt ruhig und gleichmäßig."

„Mein Atem fließt ruhig und gleichmäßig."

„Mein Atem fließt ruhig und gleichmäßig."

„Mein Atem fließt ruhig und gleichmäßig."

„Mein Atem fließt ruhig und gleichmäßig."

„Mein Atem fließt ruhig und gleichmäßig."

Wir nähern uns nun dem Ende dieser Meditation, deshalb lasse nun zum Abschluss deinen Geist noch einmal durch deinen gesamten Körper wandern. Spüre noch einmal bewusst, wie angenehm schwer und tiefenentspannt dein Körper sich jetzt anfühlt, während er von einer wohligen Wärme durchströmt wird. Atme gemeinsam mit mir noch einmal tief durch die Nase in den Bauch hinein, halte den Atem kurz und atme dann langsam durch die gespitzten Lippen wieder aus. Sprich mir noch einmal nach:

„Ich bin vollkommen ruhig und entspannt."

„Ich bin vollkommen ruhig und entspannt."

„Ich bin vollkommen ruhig und entspannt."

„Ich bin vollkommen ruhig und entspannt."

„Ich bin vollkommen ruhig und entspannt."

„Ich bin vollkommen ruhig und entspannt."

Ich werde diese Übung jetzt beenden, indem ich dich wieder zurück ins Hier und Jetzt hole. Spanne nun die Muskulatur deiner Arme und Beine fest an und forme dabei mit den Händen eine Faust. Wenn ich gleich herunterzähle, zählst du in Gedanken mit und sprichst mir im Geiste nach. Wenn wir bei null angekommen sind, lässt du die Anspannung los, klatschst einmal kräftig in die Hände und öffnest deine Augen.

„Drei – Ich verbinde mich wieder mit meinem Alltag."

„Zwei – Ich fühle mich erfrischt, ich bin ganz da."

„Eins – Wenn ich die Augen öffne, fühle ich mich fit und aktiv."

„Null – Ich bin zurück, ich fühle mich gelassen und voller Energie."

AUTOGENES TRAINING – MITTELSTUFE

https://bit.ly/3z00tJ3
Link oder QR-Code
zum Audio-Guide

Willkommen zum autogenen Training der Mittelstufe. In dieser Meditation geht es darum, eigene Autosuggestionen anzuwenden. Um die Vorgehensweise für dich zu erleichtern, werden wir mit zwei Autosuggestionen arbeiten, die dir als Beispiel dafür dienen sollen, wie vielseitig die Anwendungsmöglichkeiten sind. Am Ende erwartet dich dann die Möglichkeit, eine eigene Autosuggestion anzuwenden. Solltest du dir noch keine passende Suggestion überlegt haben, kannst du beim ersten Mal mit der folgenden Autosuggestion arbeiten: „Ich mache immer schnellere Fortschritte im autogenen Training". Lasse dich nun wie immer einfach von meiner Stimme anleiten und sprich die Autosuggestionen im Geiste mit. Wir beginnen mit einigen Übungen aus der Grundstufe, damit du in einen Zustand der Tiefenentspannung kommst, bevor wir die Autosuggestionen sprechen.

Mache es dir bequem und begebe dich in eine der beiden entspannten Ausgangspositionen für das autogene Training. Wenn du so weit bist, schließe deine Augen und atme erst einmal tief durch. Lasse all deine Gedanken und Sorgen jetzt los und verbinde dich mit deinem Körper. Nimm dir ein wenig Zeit, in jeden Bereich einmal hineinzufühlen, wie du es von den Übungen aus der Grundstufe kennst.

Wir atmen jetzt gemeinsam durch die Nase tief in den Bauch hinein, halten den Atem kurz und atmen dann langsam durch die gespitzten Lippen wieder aus. Und noch einmal, tief durch die Nase einatmen, halten und durch die gespitzten Lippen wieder ausatmen. Und ein letztes Mal, tief durch die Nase einatmen, halten und durch die gespitzten Lippen wieder ausatmen.

Lasse nun alle Anspannung los, die noch an dir haftet, und sprich mir im Geiste nach:

„Ich fühle mich gelassen und entspannt. In mir herrschen Stille und Frieden."

„Ich fühle mich gelassen und entspannt. In mir herrschen Stille und Frieden."

„Ich fühle mich gelassen und entspannt. In mir herrschen Stille und Frieden."

„Ich fühle mich gelassen und entspannt. In mir herrschen Stille und Frieden."

„Ich fühle mich gelassen und entspannt. In mir herrschen Stille und Frieden."

„Ich fühle mich gelassen und entspannt. In mir herrschen Stille und Frieden."

Lenke deine Aufmerksamkeit nun auf deinen rechten Arm und nimm ihn einen Augenblick bewusst wahr. Sprich mir in Gedanken nach:

„Mein rechter Arm ist angenehm schwer."

„Mein rechter Arm ist angenehm schwer."

„Mein rechter Arm ist angenehm schwer."

„Mein rechter Arm ist angenehm schwer."

„Mein rechter Arm ist angenehm schwer."

„Mein rechter Arm ist angenehm schwer."

„Mein rechter Arm ist angenehm schwer."

Stelle dir vor, wie sich eine angenehm schwere, weiche Decke über deinen Körper legt und einen sanften Druck ausübt. Wandere nun mit deiner Aufmerksamkeit zu deinem linken Arm und nimm ihn einen Augenblick bewusst wahr. Sprich mir im Geiste nach:

„Mein linker Arm ist angenehm schwer."

„Mein linker Arm ist angenehm schwer."

„Mein linker Arm ist angenehm schwer."

„Mein linker Arm ist angenehm schwer."

„Mein linker Arm ist angenehm schwer."

„Mein linker Arm ist angenehm schwer."

„Mein linker Arm ist angenehm schwer."

Lasse deine Aufmerksamkeit jetzt zu deinem rechten Bein wandern und nimm es einen Augenblick einfach nur wahr. Sprich mir im Geiste nach:

„Mein rechtes Bein ist angenehm schwer."

„Mein rechtes Bein ist angenehm schwer."

„Mein rechtes Bein ist angenehm schwer."

„Mein rechtes Bein ist angenehm schwer."

„Mein rechtes Bein ist angenehm schwer."

„Mein rechtes Bein ist angenehm schwer."

Ziehe mit deiner Aufmerksamkeit weiter in das linke Bein und erspüre auch hier wieder den Ist-Zustand. Sprich mir wieder im Geiste nach:

„Mein linkes Bein ist angenehm schwer."

„Mein linkes Bein ist angenehm schwer."

„Mein linkes Bein ist angenehm schwer."

„Mein linkes Bein ist angenehm schwer."

„Mein linkes Bein ist angenehm schwer."

„Mein linkes Bein ist angenehm schwer."

Wir beginnen jetzt mit den ersten beiden Autosuggestionen, die dir helfen können, deinen Geist zu besänftigen, wenn du keine Ruhe findest. Diese Suggestionen verbinden wir mit der Atemtechnik, die wir zu Beginn bereits einmal angewendet haben. Dafür wirst du beim Einatmen die erste Suggestion denken, „Ich atme Stille ein", und beim Ausatmen die zweite: „Ich leere meinen Geist". Jeden Gedanken, der während dieser Übung hochkommt, visualisierst du als kleinen Notizzettel und wirfst ihn in den Luftstrom, mit dem er deinen Körper verlässt. Du atmest also durch die Nase ein und denkst dabei „Ich atme Stille ein", dann hältst du die Luft kurz an und atmest durch die gespitzten Lippen wieder aus. Dabei denkst du, „Ich leere meinen Geist", und wirfst alle störenden Gedanken in den Luftstrom. Lasse dich nun einfach von mir durch diese Übung führen.

Einatmen – „Ich atme Stille ein" – halten – ausatmen – „Ich leere meinen Geist."

Einatmen – „Ich atme Stille ein" – halten – ausatmen – „Ich leere meinen Geist."

Einatmen – „Ich atme Stille ein" – halten – ausatmen – „Ich leere meinen Geist."

Einatmen – „Ich atme Stille ein" – halten – ausatmen – „Ich leere meinen Geist."

Einatmen – „Ich atme Stille ein" – halten – ausatmen – „Ich leere meinen Geist."

Einatmen – „Ich atme Stille ein" – halten – ausatmen – „Ich leere meinen Geist."

Genieße nun einen Augenblick die Stille, die sich in deinem Geist ausbreitet. Wenn du möchtest, kannst du die Übung eigenständig weiterführen.

Wir kommen jetzt zu deiner eigenen Autosuggestion, die du in Eigenregie durchführen kannst. Wenn du keine eigene Autosuggestion hast, kannst du mit dieser arbeiten: „Ich mache immer schnellere Fortschritte im autogenen Training". Denke bitte daran, deine Autosuggestion sechsmal zu wiederholen. Du hast nun fünf Minuten Zeit dafür.

Tauche jetzt langsam wieder auf aus der Stille deines Geistes und der tiefen Entspannung, die sich über deinen gesamten Körper erstreckt. Diese Meditation nähert sich jetzt ihrem Ende, deshalb lasse zum Abschluss deinen Geist noch einmal durch deinen gesamten Körper wandern. Atme gemeinsam mit mir noch einmal tief durch die Nase in den Bauch hinein, halte den Atem kurz und atme dann langsam durch die gespitzten Lippen wieder aus. Sprich mir noch einmal nach:

„Ich bin vollkommen ruhig und entspannt."

„Ich bin vollkommen ruhig und entspannt."

„Ich bin vollkommen ruhig und entspannt."

„Ich bin vollkommen ruhig und entspannt."

„Ich bin vollkommen ruhig und entspannt."

„Ich bin vollkommen ruhig und entspannt."

Ich werde diese Übung jetzt beenden, indem ich dich wieder zurück ins Hier und Jetzt hole. Spanne nun die Muskulatur deiner Arme und Beine fest an und forme dabei mit den Händen eine Faust. Wenn ich gleich herunterzähle, zählst du in Gedanken mit und sprichst mir im Geiste nach. Wenn wir bei null angekommen sind, lässt du die Anspannung los, klatschst einmal kräftig in die Hände und öffnest deine Augen.

„Drei – Ich verbinde mich wieder mit meinem Alltag."

„Zwei – Ich fühle mich erfrischt, ich bin ganz da."

„Eins – Wenn ich die Augen öffne, fühle ich mich fit und aktiv."

„Null – Ich bin zurück, ich fühle mich gelassen und voller Energie."

AUTOGENES TRAINING – OBERSTUFE – FARBEN ERLEBEN

https://bit.ly/3IWbUWE
Link oder QR-Code
zum Audio-Guide

Willkommen zum autogenen Training der Oberstufe. In dieser Meditation werden wir üben, eine beliebige Farbe vor deinem geistigen Auge entstehen zu lassen. Je häufiger du diese Übung anwendest, desto lebhafter und realistischer wird die Farbe vor deinem Auge erscheinen. Am Ende wirst du auch eine Vorstellung davon haben, wie du die Übung selbstständig erweitern kannst. Lasse dich nun einfach von meiner Stimme anleiten und sprich die Autosuggestionen im Geiste mit. Wir beginnen mit einigen Übungen aus der Grundstufe, um dich sanft in einen tiefenentspannten Zustand zu führen.

Mache es dir bequem und begebe dich in eine der beiden entspannten Ausgangspositionen für das autogene Training. Schließe deine Augen und atme erst einmal tief durch. Lasse all deine Gedanken und Sorgen los und verbinde dich mit deinem Körper. Nimm dir Zeit, in jeden

Bereich einmal hineinzufühlen, wie du es von den Übungen aus der Grundstufe kennst.

Wir atmen jetzt gemeinsam durch die Nase tief in den Bauch hinein, halten den Atem kurz und atmen dann langsam durch die gespitzten Lippen wieder aus. Und noch einmal, tief durch die Nase einatmen, halten und durch die gespitzten Lippen wieder ausatmen. Und ein letztes Mal, tief durch die Nase einatmen, halten und durch die gespitzten Lippen wieder ausatmen Lasse nun alle Anspannung los, die noch an dir haftet, und sprich mir im Geiste nach:

„Ich fühle mich gelassen und entspannt. In mir herrschen Stille und Frieden."

„Ich fühle mich gelassen und entspannt. In mir herrschen Stille und Frieden."

„Ich fühle mich gelassen und entspannt. In mir herrschen Stille und Frieden."

„Ich fühle mich gelassen und entspannt. In mir herrschen Stille und Frieden."

„Ich fühle mich gelassen und entspannt. In mir herrschen Stille und Frieden."

„Ich fühle mich gelassen und entspannt. In mir herrschen Stille und Frieden."

Lenke deine Aufmerksamkeit nun auf deinen rechten Arm und nimm ihn einen Augenblick bewusst wahr. Sprich mir in Gedanken nach:

„Mein rechter Arm ist angenehm schwer."

„Mein rechter Arm ist angenehm schwer."

„Mein rechter Arm ist angenehm schwer."

„Mein rechter Arm ist angenehm schwer."

„Mein rechter Arm ist angenehm schwer."

„Mein rechter Arm ist angenehm schwer."

„Mein rechter Arm ist angenehm schwer."

Stelle dir vor, wie sich eine angenehm schwere, weiche Decke über deinen Körper legt und einen sanften Druck ausübt. Wandere nun mit deiner Aufmerksamkeit zu deinem linken Arm und nimm ihn einen Augenblick bewusst wahr. Sprich mir im Geiste nach:

„Mein linker Arm ist angenehm schwer."

„Mein linker Arm ist angenehm schwer."

„Mein linker Arm ist angenehm schwer."

„Mein linker Arm ist angenehm schwer."

„Mein linker Arm ist angenehm schwer."

„Mein linker Arm ist angenehm schwer."

Lasse deine Aufmerksamkeit jetzt zu deinem rechten Bein wandern und nimm es einen Augenblick einfach nur wahr. Sprich mir im Geiste nach:

„Mein rechtes Bein ist angenehm schwer."

„Mein rechtes Bein ist angenehm schwer."

„Mein rechtes Bein ist angenehm schwer."

„Mein rechtes Bein ist angenehm schwer."

„Mein rechtes Bein ist angenehm schwer."

„Mein rechtes Bein ist angenehm schwer."

Ziehe mit deiner Aufmerksamkeit weiter in das linke Bein und erspüre auch hier wieder den Ist-Zustand. Sprich mir wieder im Geiste nach:

„Mein linkes Bein ist angenehm schwer."

„Mein linkes Bein ist angenehm schwer."

„Mein linkes Bein ist angenehm schwer."

„Mein linkes Bein ist angenehm schwer."

„Mein linkes Bein ist angenehm schwer."

„Mein linkes Bein ist angenehm schwer."

Wir beginnen nun damit, eine Farbe vor deinem inneren Auge entstehen zu lassen, sprich mir hierfür einfach in Gedanken nach:

„Vor meinem inneren Auge entwickelt sich eine Farbe."

„Vor meinem inneren Auge entwickelt sich eine Farbe."

„Vor meinem inneren Auge entwickelt sich eine Farbe."

„Vor meinem inneren Auge entwickelt sich eine Farbe."

„Vor meinem inneren Auge entwickelt sich eine Farbe."

„Vor meinem inneren Auge entwickelt sich eine Farbe."

Konzentriere dich ganz auf die Farbe, die vor deinen Augen auftaucht, es ist nicht wichtig, wie intensiv oder deutlich diese ist. Sprich mir noch einmal nach:

„Es ist meine Farbe."

„Es ist meine Farbe."

„Es ist meine Farbe."

„Es ist meine Farbe."

„Es ist meine Farbe."

„Es ist meine Farbe."

Gemeinsam werden wir die Farbe nun zuerst verstärken und dann verändern, sprich mir einfach im Geiste nach:

„Meine Farbe wird immer intensiver."

„Meine Farbe wird immer intensiver."

„Meine Farbe wird immer intensiver."

„Meine Farbe wird immer intensiver."

„Meine Farbe wird immer intensiver."

„Meine Farbe wird immer intensiver."

„Meine Farbe verändert sich langsam zu Weiß."

„Meine Farbe verändert sich langsam zu Weiß."

„Meine Farbe verändert sich langsam zu Weiß."

„Meine Farbe verändert sich langsam zu Weiß."

„Meine Farbe verändert sich langsam zu Weiß."

„Meine Farbe verändert sich langsam zu Weiß."

Es ist nun an der Zeit, die Übung zu beenden und die Farbe wieder aufzulösen, sprich mir bitte nach:

„Meine Farbe zieht sich zurück."

„Meine Farbe zieht sich zurück."

„Meine Farbe zieht sich zurück."

„Meine Farbe zieht sich zurück."

„Meine Farbe zieht sich zurück."

„Meine Farbe zieht sich zurück."

„Meine Farbe ist verschwunden."

„Meine Farbe ist verschwunden."

„Meine Farbe ist verschwunden."

„Meine Farbe ist verschwunden."

„Meine Farbe ist verschwunden."

„Meine Farbe ist verschwunden."

Wir sind nun am Ende der Übung angekommen, tauche jetzt langsam wieder aus der Stille deines Geistes auf und genieße dabei noch einmal den Zustand der Tiefenentspannung. Lasse zum Abschluss deinen Geist noch einmal durch deinen gesamten Körper wandern. Atme gemeinsam mit mir noch einmal tief durch die Nase in den Bauch hinein, halte den Atem kurz und atme dann langsam durch die gespitzten Lippen wieder aus. Sprich mir noch einmal nach:

„Ich bin vollkommen ruhig und entspannt."

„Ich bin vollkommen ruhig und entspannt."

„Ich bin vollkommen ruhig und entspannt."

„Ich bin vollkommen ruhig und entspannt."

„Ich bin vollkommen ruhig und entspannt."

„Ich bin vollkommen ruhig und entspannt."

Ich werde diese Übung jetzt beenden, indem ich dich wieder zurück ins Hier und Jetzt hole. Spanne nun die Muskulatur deiner Arme und Beine fest an und forme dabei mit den Händen eine Faust. Wenn ich gleich herunterzähle, zählst du in Gedanken mit und sprichst mir im Geiste nach. Wenn wir bei null angekommen sind, lässt du die Anspannung los, klatschst einmal kräftig in die Hände und öffnest deine Augen.

„Drei – Ich verbinde mich wieder mit meinem Alltag."

„Zwei – Ich fühle mich erfrischt, ich bin ganz da."

„Eins – Wenn ich die Augen öffne, fühle ich mich fit und aktiv."

„Null – Ich bin zurück, ich fühle mich gelassen und voller Energie."

AUTOGENES TRAINING – OBERSTUFE – GEGENSTÄNDE ERSCHAFFEN

https://bit.ly/3BebGsa
Link oder QR-Code
zum Audio-Guide

Willkommen zum autogenen Training der Oberstufe. In dieser Meditation werden wir üben, einen komplexen Gegenstand vor deinem geistigen Auge entstehen zu lassen. Zu Beginn wirst du diesen vermutlich noch nicht sehr detailliert wahrnehmen, doch je häufiger du übst, desto realistischer wird er dir erscheinen. Lasse dich nun einfach von meiner Stimme anleiten und sprich die Autosuggestionen im Geiste mit. Wir beginnen mit einigen Übungen aus der Grundstufe, um dich sanft in einen tiefenentspannten Zustand zu führen.

Mache es dir bequem und begebe dich in eine der beiden entspannten Ausgangspositionen für das autogene Training. Schließe deine Augen und atme erst einmal tief durch. Lasse all deine Gedanken und Sorgen los und verbinde dich mit deinem Körper. Nimm dir Zeit, in jeden Bereich einmal hineinzufühlen, wie du es von den Übungen aus der Grundstufe kennst.

Wir atmen jetzt gemeinsam durch die Nase tief in den Bauch hinein, halten den Atem kurz und atmen dann langsam durch die gespitzten Lippen wieder aus. Und noch einmal, tief durch die Nase einatmen, halten und durch die gespitzten Lippen wieder ausatmen. Und ein letztes Mal, tief durch die Nase einatmen, halten und durch die gespitzten Lippen wieder ausatmen.

Lasse nun alle Anspannung los, die noch an dir haftet, und sprich mir im Geiste nach:

„Ich fühle mich gelassen und entspannt. In mir herrschen Stille und Frieden."

„Ich fühle mich gelassen und entspannt. In mir herrschen Stille und Frieden."

„Ich fühle mich gelassen und entspannt. In mir herrschen Stille und Frieden."

„Ich fühle mich gelassen und entspannt. In mir herrschen Stille und Frieden."

„Ich fühle mich gelassen und entspannt. In mir herrschen Stille und Frieden."

„Ich fühle mich gelassen und entspannt. In mir herrschen Stille und Frieden."

Lenke deine Aufmerksamkeit nun auf deinen rechten Arm und nimm ihn einen Augenblick bewusst wahr. Sprich mir in Gedanken nach:

„Mein rechter Arm ist strömend warm."

„Mein rechter Arm ist strömend warm."

„Mein rechter Arm ist strömend warm."

„Mein rechter Arm ist strömend warm."

„Mein rechter Arm ist strömend warm."

„Mein rechter Arm ist strömend warm."

Stelle dir vor, wie sich eine angenehm schwere, weiche Decke über deinen Körper legt und einen sanften Druck ausübt. Wandere nun mit deiner Aufmerksamkeit zu deinem linken Arm und nimm ihn einen Augenblick bewusst wahr. Sprich mir im Geiste nach:

„Mein linker Arm ist strömend warm."

„Mein linker Arm ist strömend warm."

„Mein linker Arm ist strömend warm."

„Mein linker Arm ist strömend warm."

„Mein linker Arm ist strömend warm."

„Mein linker Arm ist strömend warm."

Lasse deine Aufmerksamkeit jetzt wieder zu deinem rechten Arm wandern und sprich mir im Geiste nach:

„Mein rechter Arm ist angenehm schwer."

„Mein rechter Arm ist angenehm schwer."

„Mein rechter Arm ist angenehm schwer."

„Mein rechter Arm ist angenehm schwer."

„Mein rechter Arm ist angenehm schwer."

„Mein rechter Arm ist angenehm schwer."

Wandere mit deiner Aufmerksamkeit zurück in den linken Arm und sprich mir wieder im Geiste nach:

„Mein linker Arm ist angenehm schwer."

„Mein linker Arm ist angenehm schwer."

„Mein linker Arm ist angenehm schwer."

„Mein linker Arm ist angenehm schwer."

„Mein linker Arm ist angenehm schwer."

„Mein linker Arm ist angenehm schwer."

Wir beginnen nun damit, einen blühenden Baum vor deinem inneren Auge entstehen zu lassen, wenn du später allein übst und den Baum ohne Probleme sehen kannst, kannst du auch beliebige andere Gegenstände erschaffen. Sprich mir nun wieder in Gedanken nach:

„Vor meinem inneren Auge entwickelt sich ein blühender Baum."

„Das Bild wird immer deutlicher."

„Der blühende Baum steht ganz deutlich vor mir."

„Vor meinem inneren Auge entwickelt sich ein blühender Baum."

„Das Bild wird immer deutlicher."

„Der blühende Baum steht ganz deutlich vor mir."

„Vor meinem inneren Auge entwickelt sich ein blühender Baum."

„Das Bild wird immer deutlicher."

„Der blühende Baum steht ganz deutlich vor mir."

„Vor meinem inneren Auge entwickelt sich ein blühender Baum."

„Das Bild wird immer deutlicher."

„Der blühende Baum steht ganz deutlich vor mir."

„Vor meinem inneren Auge entwickelt sich ein blühender Baum."

„Das Bild wird immer deutlicher."

„Der blühende Baum steht ganz deutlich vor mir."

„Vor meinem inneren Auge entwickelt sich ein blühender Baum."

„Das Bild wird immer deutlicher."

„Der blühende Baum steht ganz deutlich vor mir."

Betrachte den Baum, den du erschaffen hast, nun aus allen Blickwinkeln, umwandere ihn in deinem Geist und sieh ihn dir von allen Seiten an. Versuche dabei, so viele Details wie möglich aufzunehmen.

Wir lassen den blühenden Baum nun wieder verschwinden, sprich mir noch einmal nach:

„Das Bild zieht sich zurück. Es ist verschwunden."

„Das Bild zieht sich zurück. Es ist verschwunden."

„Das Bild zieht sich zurück. Es ist verschwunden."

„Das Bild zieht sich zurück. Es ist verschwunden."

„Das Bild zieht sich zurück. Es ist verschwunden."

„Das Bild zieht sich zurück. Es ist verschwunden."

Wir sind nun am Ende der Übung angekommen, tauche jetzt langsam wieder aus der Stille deines Geistes auf und genieße dabei noch einmal den Zustand der Wärme und Entspannung. Wandere zum Abschluss mit deinem Geist noch einmal durch deinen gesamten Körper. Atme gemeinsam mit mir noch einmal tief durch die Nase in den Bauch hinein, halte den Atem kurz und atme dann langsam durch die gespitzten Lippen wieder aus. Sprich mir noch einmal nach:

„Ich bin vollkommen ruhig und entspannt."

„Ich bin vollkommen ruhig und entspannt."

„Ich bin vollkommen ruhig und entspannt."

„Ich bin vollkommen ruhig und entspannt."

„Ich bin vollkommen ruhig und entspannt."

„Ich bin vollkommen ruhig und entspannt."

Ich werde diese Übung jetzt beenden, indem ich dich wieder zurück ins Hier und Jetzt hole. Spanne nun die Muskulatur deiner Arme und Beine fest an und forme dabei mit den Händen eine Faust. Wenn ich gleich herunterzähle, zählst du in Gedanken mit und sprichst mir im Geiste nach. Wenn wir bei null angekommen sind, lässt du die Anspannung los, klatschst einmal kräftig in die Hände und öffnest deine Augen.

„Drei – Ich verbinde mich wieder mit meinem Alltag."

„Zwei – Ich fühle mich erfrischt, ich bin ganz da."

„Eins – Wenn ich die Augen öffne, fühle ich mich fit und aktiv."

„Null – Ich bin zurück, ich fühle mich gelassen und voller Energie."

AUTOGENES TRAINING – OBERSTUFE – SELBSTREFLEXION

https://bit.ly/3Ou7AiF
Link oder QR-Code
zum Audio-Guide

Willkommen zum autogenen Training der Oberstufe. Diese Meditation soll dir helfen, dich selbst besser kennen zu lernen, indem du direkt mit deinem Unterbewusstsein kommunizierst und dieses mit Bildern antworten lässt. Wir arbeiten in diesem Fall mit der Autosuggestion „Ich sehe und erlebe Liebe". Die Bilder, die sich dann in deinem Geist entwickeln, solltest du während der Übung einfach wertfrei wahrnehmen und, wenn du kannst, auch genießen. Nimm dir im Anschluss aber ein wenig Zeit, um das, was sich dir zeigt, niederzuschreiben und darüber zu reflektieren. Lasse dich nun einfach von meiner Stimme anleiten und sprich die Autosuggestionen im Geiste mit. Wir beginnen mit einigen Übungen aus der Grundstufe, um dich sanft in einen tiefenentspannten Zustand zu führen.

Mache es dir bequem und begebe dich in eine der beiden entspannten Ausgangspositionen für das autogene Training. Schließe deine Augen und atme erst einmal tief durch. Lasse all deine Gedanken und Sorgen los und verbinde dich mit deinem Körper. Nimm dir Zeit, in jeden Bereich einmal hineinzufühlen, wie du es von den Übungen aus der Grundstufe kennst.

Wir atmen jetzt gemeinsam durch die Nase tief in den Bauch hinein, halten den Atem kurz und atmen dann langsam durch die gespitzten Lippen wieder aus. Und noch einmal, tief durch die Nase einatmen, halten und durch die gespitzten Lippen wieder ausatmen. Und ein letztes Mal, tief durch die Nase einatmen, halten und durch die gespitzten Lippen wieder ausatmen.

Lasse nun alle Anspannung los, die noch an dir haftet, und sprich mir im Geiste nach:

„Ich fühle mich gelassen und entspannt. In mir herrschen Stille und Frieden."

„Ich fühle mich gelassen und entspannt. In mir herrschen Stille und Frieden."

„Ich fühle mich gelassen und entspannt. In mir herrschen Stille und Frieden."

„Ich fühle mich gelassen und entspannt. In mir herrschen Stille und Frieden."

„Ich fühle mich gelassen und entspannt. In mir herrschen Stille und Frieden."

„Ich fühle mich gelassen und entspannt. In mir herrschen Stille und Frieden."

Lenke deine Aufmerksamkeit nun auf deinen rechten Arm und nimm ihn einen Augenblick bewusst wahr. Sprich mir in Gedanken nach:

„Mein rechter Arm ist strömend warm."

„Mein rechter Arm ist strömend warm."

„Mein rechter Arm ist strömend warm."

„Mein rechter Arm ist strömend warm."

„Mein rechter Arm ist strömend warm."

„Mein rechter Arm ist strömend warm."

Stelle dir vor, wie sich eine angenehm schwere, weiche Decke über deinen Körper legt und einen sanften Druck ausübt. Wandere nun mit deiner Aufmerksamkeit zu deinem linken Arm und nimm ihn einen Augenblick bewusst wahr. Sprich mir im Geiste nach:

„Mein linker Arm ist strömend warm."

„Mein linker Arm ist strömend warm."

„Mein linker Arm ist strömend warm."

„Mein linker Arm ist strömend warm."

„Mein linker Arm ist strömend warm."

„Mein linker Arm ist strömend warm."

Wende deine Aufmerksamkeit nun deinem Sonnengeflecht zu, das sich etwa eine Handbreit oberhalb deines Bauchnabels befindet. Lasse dort nun eine kleine Sonne entstehen, die sich tief in deinem Inneren befindet und von dort aus ihre Wärme in den gesamten Körper pumpt. Lasse diese Sonne langsam wachsen, bis sie deinen gesamten Körper einhüllt, erleuchtet und wärmt. Sprich mir nun im Geiste nach:

„Mein Sonnengeflecht ist strömend warm."

„Mein Sonnengeflecht ist strömend warm."

„Mein Sonnengeflecht ist strömend warm."

„Mein Sonnengeflecht ist strömend warm."

„Mein Sonnengeflecht ist strömend warm."

„Mein Sonnengeflecht ist strömend warm."

Wandere mit deinem Geist weiter zu deinem rechten Bein und nimm es einfach nur wahr. Sprich mir in Gedanken nach:

„Mein rechtes Bein ist strömend warm."

„Mein rechtes Bein ist strömend warm."

„Mein rechtes Bein ist strömend warm."

„Mein rechtes Bein ist strömend warm."

„Mein rechtes Bein ist strömend warm."

„Mein rechtes Bein ist strömend warm."

Wir beenden die Wärme-Übung, indem du deine Aufmerksamkeit auf dein linkes Bein richtest. Lasse deinen Geist dort einfach verweilen und sprich mir nach:

„Mein linkes Bein ist strömend warm."

„Mein linkes Bein ist strömend warm."

„Mein linkes Bein ist strömend warm."

„Mein linkes Bein ist strömend warm."

„Mein linkes Bein ist strömend warm."

„Mein linkes Bein ist strömend warm."

Wir beginnen nun mit der eigentlichen Übung, die dir zeigen wird, was Liebe für dich bedeutet. Sprich mir dafür wieder in Gedanken nach:

„Vor meinem inneren Auge entwickelt sich ein Bild."

„Vor meinem inneren Auge entwickelt sich ein Bild."

„Vor meinem inneren Auge entwickelt sich ein Bild."

„Vor meinem inneren Auge entwickelt sich ein Bild."

„Vor meinem inneren Auge entwickelt sich ein Bild."

„Vor meinem inneren Auge entwickelt sich ein Bild."

„Ich sehe und erlebe Liebe."

„Ich sehe und erlebe Liebe."

„Ich sehe und erlebe Liebe."

„Ich sehe und erlebe Liebe."

„Ich sehe und erlebe Liebe."

„Ich sehe und erlebe Liebe."

Lasse dich nun eine Weile ganz von dem einnehmen, was du siehst, wenn Emotionen in dir auftauchen, lasse diese einfach zu. Wir lassen das Bild nun wieder verschwinden, sprich mir noch einmal nach:

„Das Bild zieht sich zurück. Es ist verschwunden."

„Das Bild zieht sich zurück. Es ist verschwunden."

„Das Bild zieht sich zurück. Es ist verschwunden."

„Das Bild zieht sich zurück. Es ist verschwunden."

„Das Bild zieht sich zurück. Es ist verschwunden."

„Das Bild zieht sich zurück. Es ist verschwunden."

Wir sind nun am Ende der Übung angekommen, tauche jetzt langsam wieder aus der Stille deines Geistes auf und genieße dabei noch einmal den Zustand der absoluten Entspannung. Wandere zum Abschluss mit deinem Geist noch einmal durch deinen gesamten Körper. Atme gemeinsam mit mir noch einmal tief durch die Nase in den Bauch hinein, halte den Atem kurz und atme dann langsam durch die gespitzten Lippen wieder aus. Sprich mir noch einmal nach:

„Ich bin vollkommen ruhig und entspannt."

„Ich bin vollkommen ruhig und entspannt."

„Ich bin vollkommen ruhig und entspannt."

„Ich bin vollkommen ruhig und entspannt."

„Ich bin vollkommen ruhig und entspannt."

„Ich bin vollkommen ruhig und entspannt."

Ich werde diese Übung jetzt beenden, indem ich dich wieder zurück ins Hier und Jetzt hole. Spanne nun die Muskulatur deiner Arme und Beine fest an und forme dabei mit den Händen eine Faust. Wenn ich gleich herunterzähle, zählst du in Gedanken mit und sprichst mir im Geiste nach. Wenn wir bei null angekommen sind, lässt du die Anspannung los, klatschst einmal kräftig in die Hände und öffnest deine Augen.

„Drei – Ich verbinde mich wieder mit meinem Alltag."

„Zwei – Ich fühle mich erfrischt, ich bin ganz da."

„Eins – Wenn ich die Augen öffne, fühle ich mich fit und aktiv."

„Null – Ich bin zurück, ich fühle mich gelassen und voller Energie."

AUTOGENES TRAINING – OBERSTUFE – CHARAKTERENTWICKLUNG

https://bit.ly/3v8ZHbE
Link oder QR-Code
zum Audio-Guide

Willkommen zum autogenen Training der Oberstufe. In dieser Übung werde ich dich anleiten, wie du deine charakterlichen Eigenschaften gezielt verändern kannst. Auch hier sind dir wieder keine Grenzen gesetzt, wenn du allein arbeitest, da es jedoch viele mögliche Ziele gibt, die hier angestrebt werden können, arbeiten wir mit einem Beispiel. Dieses kannst du später beliebig verändern und anpassen. Anders als bei der dritten Phase der Oberstufe, die der Selbstreflexion dient, solltest du innerhalb dieser Übung nicht einfach passiv erleben, sondern die entstehenden Bilder bewusst steuern. Ich werde dich dafür genau anleiten, was du zu tun hast. Lasse dich nun wieder von meiner Stimme anleiten und sprich die Autosuggestionen im Geiste mit. Wir beginnen mit einigen Übungen aus der Grundstufe, um dich sanft in einen tiefenentspannten Zustand zu führen.

Mache es dir bequem und begebe dich in eine der beiden entspannten Ausgangspositionen für das autogene Training. Schließe deine Augen und atme erst einmal tief durch. Lasse all deine Gedanken und Sorgen los und verbinde dich mit deinem Körper. Nimm dir Zeit, in jeden Bereich einmal hineinzufühlen, wie du es von den Übungen aus der Grundstufe kennst.

Wir atmen jetzt gemeinsam durch die Nase tief in den Bauch hinein, halten den Atem kurz und atmen dann langsam durch die gespitzten Lippen wieder aus. Und noch einmal, tief durch die Nase einatmen, halten und durch die gespitzten Lippen wieder ausatmen. Und ein letztes Mal, tief durch die Nase einatmen, halten und durch die gespitzten Lippen wieder ausatmen.

Lasse nun alle Anspannung los, die noch an dir haftet, und sprich mir im Geiste nach:

„Ich fühle mich gelassen und entspannt. In mir herrschen Stille und Frieden."

„Ich fühle mich gelassen und entspannt. In mir herrschen Stille und Frieden."

„Ich fühle mich gelassen und entspannt. In mir herrschen Stille und Frieden."

„Ich fühle mich gelassen und entspannt. In mir herrschen Stille und Frieden."

„Ich fühle mich gelassen und entspannt. In mir herrschen Stille und Frieden."

„Ich fühle mich gelassen und entspannt. In mir herrschen Stille und Frieden."

Richte nun deine Aufmerksamkeit auf deinen rechten Arm und sprich mir in Gedanken nach:

„Mein rechter Arm ist angenehm schwer."

„Mein rechter Arm ist angenehm schwer."

„Mein rechter Arm ist angenehm schwer."

„Mein rechter Arm ist angenehm schwer."

„Mein rechter Arm ist angenehm schwer."

„Mein rechter Arm ist angenehm schwer."

Stelle dir vor, eine angenehm schwere, weiche Decke würde sich über diesen Arm legen und einen sanften Druck ausüben. Versuche nicht, irgendetwas zu erzwingen, lasse einfach geschehen, was auch immer geschehen will.

Deine Aufmerksamkeit wandert jetzt zu deinem linken Arm und du spürst wieder einfach nur den Ist-Zustand, ohne zu bewerten. Sprich mir jetzt im Geiste nach:

„Mein linker Arm ist angenehm schwer."

„Mein linker Arm ist angenehm schwer."

„Mein linker Arm ist angenehm schwer."

„Mein linker Arm ist angenehm schwer."

„Mein linker Arm ist angenehm schwer."

„Mein linker Arm ist angenehm schwer."

Lasse deine Aufmerksamkeit nun zu deinem rechten Bein wandern und nimm wieder einfach nur wahr, was du dort spürst. Sprich mir im Geiste nach:

„Mein rechtes Bein ist angenehm schwer."

„Mein rechtes Bein ist angenehm schwer."

„Mein rechtes Bein ist angenehm schwer."

„Mein rechtes Bein ist angenehm schwer."

„Mein rechtes Bein ist angenehm schwer."

„Mein rechtes Bein ist angenehm schwer."

Deine Aufmerksamkeit wandert nun in das linke Bein und erspürt auch hier wieder den Ist-Zustand. Sprich mir jetzt wieder im Geiste nach:

„Mein linkes Bein ist angenehm schwer."

„Mein linkes Bein ist angenehm schwer."

„Mein linkes Bein ist angenehm schwer."

„Mein linkes Bein ist angenehm schwer."

„Mein linkes Bein ist angenehm schwer."

„Mein linkes Bein ist angenehm schwer."

Wir beginnen nun mit der eigentlichen Übung, die dir helfen soll, an deinen Charaktereigenschaften zu arbeiten. Sprich mir dafür wieder in Gedanken nach:

„Vor meinem inneren Auge entwickelt sich ein Bild."

„Ich betrachte mich selbst bei der Arbeit."

„Meine Arbeit erfüllt mich. Ich arbeite effizient und fehlerfrei."

„Vor meinem inneren Auge entwickelt sich ein Bild."

„Ich betrachte mich selbst bei der Arbeit."

„Meine Arbeit erfüllt mich. Ich arbeite effizient und fehlerfrei."

„Vor meinem inneren Auge entwickelt sich ein Bild."

„Ich betrachte mich selbst bei der Arbeit."

„Meine Arbeit erfüllt mich. Ich arbeite effizient und fehlerfrei."

„Vor meinem inneren Auge entwickelt sich ein Bild."

„Ich betrachte mich selbst bei der Arbeit."

„Meine Arbeit erfüllt mich. Ich arbeite effizient und fehlerfrei."

„Vor meinem inneren Auge entwickelt sich ein Bild."

„Ich betrachte mich selbst bei der Arbeit."

„Meine Arbeit erfüllt mich. Ich arbeite effizient und fehlerfrei."

„Vor meinem inneren Auge entwickelt sich ein Bild."

„Ich betrachte mich selbst bei der Arbeit."

„Meine Arbeit erfüllt mich. Ich arbeite effizient und fehlerfrei."

Sollte sich die Szene, die nun vor deinem inneren Auge entsteht, nicht von allein an die Autosuggestion anpassen, verändere diese im Geist. Stelle dir vor, wie es aussieht, wenn du Freude und Erfüllung in deiner Arbeit findest. Stelle dir vor, wie du schneller und besser arbeitest als je zuvor und dass deine Arbeit dir leicht von der Hand geht. Du kannst nun von der Betrachtung deines Selbst in die Ich-Perspektive wechseln und diese Szene aus eigener Sicht erleben. Wenn dabei Emotionen in dir auftauchen, lasse diese einfach zu. Wir lassen das Bild nun wieder verschwinden, sprich mir noch einmal nach:

„Das Bild zieht sich zurück. Es ist verschwunden."

„Das Bild zieht sich zurück. Es ist verschwunden."

„Das Bild zieht sich zurück. Es ist verschwunden."

„Das Bild zieht sich zurück. Es ist verschwunden."

„Das Bild zieht sich zurück. Es ist verschwunden."

„Das Bild zieht sich zurück. Es ist verschwunden."

Wir sind nun am Ende der Übung angekommen, tauche jetzt langsam wieder aus der Stille deines Geistes auf und genieße dabei noch einmal den Zustand der absoluten Entspannung. Wandere zum Abschluss mit deinem Geist noch einmal durch deinen gesamten Körper. Atme gemeinsam mit mir noch einmal tief durch die Nase in den Bauch hinein, halte den Atem kurz und atme dann langsam durch die gespitzten Lippen wieder aus. Sprich mir noch einmal nach:

„Ich bin vollkommen ruhig und entspannt."

„Ich bin vollkommen ruhig und entspannt."

„Ich bin vollkommen ruhig und entspannt."

„Ich bin vollkommen ruhig und entspannt."

„Ich bin vollkommen ruhig und entspannt."

„Ich bin vollkommen ruhig und entspannt."

Ich werde diese Übung jetzt beenden, indem ich dich wieder zurück ins Hier und Jetzt hole. Spanne nun die Muskulatur deiner Arme und Beine fest an und forme dabei mit den Händen eine Faust. Wenn ich gleich herunterzähle, zählst du in Gedanken mit und sprichst mir im Geiste nach. Wenn wir bei null angekommen sind, lässt du die Anspannung los, klatschst einmal kräftig in die Hände und öffnest deine Augen.

„Drei – Ich verbinde mich wieder mit meinem Alltag."

„Zwei – Ich fühle mich erfrischt, ich bin ganz da."

„Eins – Wenn ich die Augen öffne, fühle ich mich fit und aktiv."

„Null – Ich bin zurück, ich fühle mich gelassen und voller Energie."

AUTOGENES TRAINING – OBERSTUFE – SPAZIERGANG AUF DEM MEERESGRUND

https://bit.ly/3z2yN6e
Link oder QR-Code
zum Audio-Guide

Willkommen zum autogenen Training der Oberstufe. In dieser Übung werden wir gemeinsam auf dem Meeresgrund spazieren gehen. Wenn du bereits geübt bist in den Meditationen der Oberstufe, wirst du diesen Spaziergang genauso erleben, als wäre er real. Solltest du beim Gedanken daran, dich unter die Wasseroberfläche zu begeben, Angst oder Beklemmung verspüren, stelle dir einfach vor, du wärst von einer Schutzblase umgeben, in der du ganz normal atmen kannst. Lasse die Bilder davon abgesehen passiv in deinem Geist entstehen. Du sollst dir nichts vorstellen, sondern diesen Spaziergang einfach erleben. Sollte bei deinen ersten Versuchen noch nichts geschehen, übe einfach weiter. Die Oberstufen-Meditationen brauchen viel Zeit und Übung, damit sie so funktionieren, wie es gedacht ist. Lasse dich nun einfach von meiner Stimme anleiten und sprich die Autosuggestionen im Geiste mit. Wir beginnen wie immer mit einigen Übungen aus der Grundstufe, um dich sanft in einen tiefenentspannten Zustand zu führen. Mache es dir bequem und begebe dich in eine der beiden entspannten Ausgangspositionen für das autogene Training. Schließe deine Augen und atme erst einmal tief durch. Lasse all deine Gedanken und Sorgen los und verbinde dich mit deinem Körper. Nimm dir Zeit, in jeden Bereich einmal hineinzufühlen, wie du es von den Übungen aus der Grundstufe kennst.

Wir atmen jetzt gemeinsam durch die Nase tief in den Bauch hinein, halten den Atem kurz und atmen dann langsam durch die gespitzten Lippen wieder aus. Und noch einmal, tief durch die Nase einatmen, halten und durch die gespitzten Lippen wieder ausatmen. Und ein letztes Mal, tief durch die Nase einatmen, halten und durch die gespitzten Lippen wieder ausatmen. Lasse nun alle Anspannung los, die noch an dir haftet, und sprich mir im Geiste nach:

„Ich fühle mich gelassen und entspannt. In mir herrschen Stille und Frieden."

„Ich fühle mich gelassen und entspannt. In mir herrschen Stille und Frieden."

„Ich fühle mich gelassen und entspannt. In mir herrschen Stille und Frieden."

„Ich fühle mich gelassen und entspannt. In mir herrschen Stille und Frieden."

„Ich fühle mich gelassen und entspannt. In mir herrschen Stille und Frieden."

„Ich fühle mich gelassen und entspannt. In mir herrschen Stille und Frieden."

Richte nun deine Aufmerksamkeit auf deinen rechten Arm und sprich mir in Gedanken nach:

„Mein rechter Arm ist strömend warm."

„Mein rechter Arm ist strömend warm."

„Mein rechter Arm ist strömend warm."

„Mein rechter Arm ist strömend warm."

„Mein rechter Arm ist strömend warm."

„Mein rechter Arm ist strömend warm."

Stelle dir vor, eine angenehm schwere, weiche Decke würde sich über diesen Arm legen und einen sanften Druck ausüben. Versuche nicht, irgendetwas zu erzwingen, lasse einfach geschehen, was auch immer geschehen will.

Deine Aufmerksamkeit wandert jetzt zu deinem linken Arm und du spürst wieder einfach nur den Ist-Zustand, ohne zu bewerten. Sprich mir jetzt im Geiste nach:

„Mein linker Arm ist strömend warm."

„Mein linker Arm ist strömend warm."

„Mein linker Arm ist strömend warm."

„Mein linker Arm ist strömend warm."

„Mein linker Arm ist strömend warm."

„Mein linker Arm ist strömend warm."

Lasse deine Aufmerksamkeit nun zu deinem rechten Bein wandern und nimm wieder einfach nur wahr, was du dort spürst. Sprich mir im Geiste nach:

„Mein rechtes Bein ist strömend warm."

„Mein rechtes Bein ist strömend warm."

„Mein rechtes Bein ist strömend warm."

„Mein rechtes Bein ist strömend warm."

„Mein rechtes Bein ist strömend warm."

„Mein rechtes Bein ist strömend warm."

Deine Aufmerksamkeit wandert nun in das linke Bein und erspürt auch hier wieder den Ist-Zustand. Sprich mir jetzt wieder im Geiste nach:

„Mein linkes Bein ist strömend warm."

„Mein linkes Bein ist strömend warm."

„Mein linkes Bein ist strömend warm."

„Mein linkes Bein ist strömend warm."

„Mein linkes Bein ist strömend warm."

„Mein linkes Bein ist strömend warm."

Wir beginnen nun mit deinem Spaziergang auf dem Meeresgrund. Öffne deinen Geist und erzwinge nichts, wenn Bilder vor deinem geistigen Auge entstehen, lasse einfach los und konzentriere dich voll auf dein Erleben. Sprich mir nun nach:

Vor meinem inneren Auge entwickelt sich ein Bild."

„Ich sehe mich am Ufer des Meeres."

„Ich gehe ganz ruhig und gelassen, Schritt für Schritt, immer weiter und immer tiefer hinunter, dem Meeresgrund entgegen."

„Vor meinem inneren Auge entwickelt sich ein Bild."

„Ich sehe mich am Ufer des Meeres."

„Ich gehe ganz ruhig und gelassen, Schritt für Schritt, immer weiter und immer tiefer hinunter, dem Meeresgrund entgegen."

„Vor meinem inneren Auge entwickelt sich ein Bild."

„Ich sehe mich am Ufer des Meeres."

„Ich gehe ganz ruhig und gelassen, Schritt für Schritt, immer weiter und immer tiefer hinunter, dem Meeresgrund entgegen."

„Vor meinem inneren Auge entwickelt sich ein Bild."

„Ich sehe mich am Ufer des Meeres."

„Ich gehe ganz ruhig und gelassen, Schritt für Schritt, immer weiter und immer tiefer hinunter, dem Meeresgrund entgegen."

„Vor meinem inneren Auge entwickelt sich ein Bild."

„Ich sehe mich am Ufer des Meeres."

„Ich gehe ganz ruhig und gelassen, Schritt für Schritt, immer weiter und immer tiefer hinunter, dem Meeresgrund entgegen."

„Vor meinem inneren Auge entwickelt sich ein Bild."

„Ich sehe mich am Ufer des Meeres."

„Ich gehe ganz ruhig und gelassen, Schritt für Schritt, immer weiter und immer tiefer hinunter, dem Meeresgrund entgegen."

Wir beenden deinen Spaziergang nun und lassen das Bild wieder verschwinden, sprich mir noch einmal nach:

„Ich löse mich allmählich von meinem Bild und kehre zurück zum Ufer des Meeres."

Wir sind nun am Ende der Übung angekommen, tauche jetzt langsam wieder aus der Stille deines Geistes auf und genieße dabei noch einmal den Zustand der absoluten Entspannung. Wandere zum Abschluss mit deinem Geist noch einmal durch deinen gesamten Körper. Atme gemeinsam mit mir noch einmal tief durch die Nase in den Bauch hinein, halte den Atem kurz und atme dann langsam durch die gespitzten Lippen wieder aus. Sprich mir noch einmal nach:

„Ich bin vollkommen ruhig und entspannt."

„Ich bin vollkommen ruhig und entspannt."

„Ich bin vollkommen ruhig und entspannt."

„Ich bin vollkommen ruhig und entspannt."

„Ich bin vollkommen ruhig und entspannt."

„Ich bin vollkommen ruhig und entspannt."

Ich werde diese Übung jetzt beenden, indem ich dich wieder zurück ins Hier und Jetzt hole. Spanne nun die Muskulatur deiner Arme und Beine fest an und forme dabei mit den Händen eine Faust. Wenn ich gleich herunterzähle, zählst du in Gedanken mit und sprichst mir im Geiste nach. Wenn wir bei null angekommen sind, lässt du die Anspannung los, klatschst einmal kräftig in die Hände und öffnest deine Augen.

„Drei – Ich verbinde mich wieder mit meinem Alltag."

„Zwei – Ich fühle mich erfrischt, ich bin ganz da."

„Eins – Wenn ich die Augen öffne, fühle ich mich fit und aktiv."

„Null – Ich bin zurück, ich fühle mich gelassen und voller Energie."

AUTOGENES TRAINING – OBERSTUFE – DER WEG ZUM GIPFEL

https://bit.ly/3PNHvfv
Link oder QR-Code
zum Audio-Guide

Willkommen zum autogenen Training der Oberstufe. In dieser Übung werden wir gemeinsam zum Gipfel eines Berges wandern. Auch hier gilt wieder, dass du diese Wanderung umso realer erleben wirst, je geübter du bist. Lasse die Bilder wieder vollkommen passiv in deinem Geist entstehen. Lasse dich nun einfach von meiner Stimme anleiten und sprich die Autosuggestionen im Geiste mit. Wir beginnen wieder mit einigen Übungen aus der Grundstufe, um dich sanft in einen tiefenentspannten Zustand zu führen.

Mache es dir bequem und begebe dich in eine der beiden entspannten Ausgangspositionen für das autogene Training. Schließe deine Augen und atme erst einmal tief durch. Lasse all deine Gedanken und Sorgen los und verbinde dich mit deinem Körper. Nimm dir Zeit, in jeden Bereich einmal hineinzufühlen, wie du es von den Übungen aus der Grundstufe kennst.

Wir atmen jetzt gemeinsam durch die Nase tief in den Bauch hinein, halten den Atem kurz und atmen dann langsam durch die gespitzten Lippen wieder aus. Und noch einmal, tief durch die Nase einatmen, halten und durch die gespitzten Lippen wieder ausatmen. Und ein letztes Mal, tief durch die Nase einatmen, halten und durch die gespitzten Lippen wieder ausatmen.

Lasse nun alle Anspannung los, die noch an dir haftet, und sprich mir im Geiste nach:

„Ich fühle mich gelassen und entspannt. In mir herrschen Stille und Frieden."

„Ich fühle mich gelassen und entspannt. In mir herrschen Stille und Frieden."

„Ich fühle mich gelassen und entspannt. In mir herrschen Stille und Frieden."

„Ich fühle mich gelassen und entspannt. In mir herrschen Stille und Frieden."

„Ich fühle mich gelassen und entspannt. In mir herrschen Stille und Frieden."

„Ich fühle mich gelassen und entspannt. In mir herrschen Stille und Frieden."

Wende deinen Geist jetzt wieder nach innen, in deinen Körper, und verbinde dich mit deinem Herzen. Stelle es dir vor, wie es tief in deinem Inneren pulsiert, und mach dir bewusst, dass sich hier der Quell deiner Lebenskraft befindet. Sprich mir in Gedanken nach:

„Mein Herz schlägt ruhig und gleichmäßig."

„Mein Herz schlägt ruhig und gleichmäßig."

„Mein Herz schlägt ruhig und gleichmäßig."

„Mein Herz schlägt ruhig und gleichmäßig."

„Mein Herz schlägt ruhig und gleichmäßig."

„Mein Herz schlägt ruhig und gleichmäßig."

Löse deinen Geist nun von deinem Herzen und richte deine Aufmerksamkeit auf deine Atmung. Lasse den Atem einfach ruhig durch deinen Körper fließen und spüre ihm nach. Fließe gemeinsam mit der Luft durch deine Nase in die Lungen und den Bauchraum und fließe dann langsam wieder hinaus. Sprich mir jetzt im Geiste nach:

„Mein Atem fließt ruhig und gleichmäßig."

„Mein Atem fließt ruhig und gleichmäßig."

„Mein Atem fließt ruhig und gleichmäßig."

„Mein Atem fließt ruhig und gleichmäßig."

„Mein Atem fließt ruhig und gleichmäßig."

„Mein Atem fließt ruhig und gleichmäßig."

Wir beginnen nun mit deiner Wanderung auf den Berggipfel. Öffne deinen Geist und erzwinge nichts, wenn Bilder vor deinem geistigen Auge entstehen, lasse einfach los und konzentriere dich voll auf dein Erleben. Sprich mir nun nach:

„Vor meinem inneren Auge entwickelt sich ein Bild."

„Ich sehe vor mir einen hohen Berg."

„Ich steige ruhig und gelassen, Schritt für Schritt, höher und höher den Berg hinauf."

„Vor meinem inneren Auge entwickelt sich ein Bild.“

„Ich sehe vor mir einen hohen Berg.“

„Ich steige ruhig und gelassen, Schritt für Schritt, höher und höher den Berg hinauf.“

„Vor meinem inneren Auge entwickelt sich ein Bild.“

„Ich sehe vor mir einen hohen Berg.“

„Ich steige ruhig und gelassen, Schritt für Schritt, höher und höher den Berg hinauf.“

„Vor meinem inneren Auge entwickelt sich ein Bild.“

„Ich sehe vor mir einen hohen Berg.“

„Ich steige ruhig und gelassen, Schritt für Schritt, höher und höher den Berg hinauf.“

„Vor meinem inneren Auge entwickelt sich ein Bild.“

„Ich sehe vor mir einen hohen Berg.“

„Ich steige ruhig und gelassen, Schritt für Schritt, höher und höher den Berg hinauf.“

„Vor meinem inneren Auge entwickelt sich ein Bild.“

„Ich sehe vor mir einen hohen Berg.“

„Ich steige ruhig und gelassen, Schritt für Schritt, höher und höher den Berg hinauf.“

Wir beenden deine Wanderung nun und lassen das Bild wieder verschwinden, sprich mir noch einmal nach:

„Ich löse mich allmählich von meinem Bild und kehre zurück zum Fuße des Berges."

„Ich löse mich allmählich von meinem Bild und kehre zurück zum Fuße des Berges."

„Ich löse mich allmählich von meinem Bild und kehre zurück zum Fuße des Berges."

„Ich löse mich allmählich von meinem Bild und kehre zurück zum Fuße des Berges."

„Ich löse mich allmählich von meinem Bild und kehre zurück zum Fuße des Berges."

„Ich löse mich allmählich von meinem Bild und kehre zurück zum Fuße des Berges."

Damit sind wir am Ende der Übung angekommen, tauche jetzt langsam wieder aus der Stille deines Geistes auf und genieße dabei noch einmal den Zustand der absoluten Entspannung. Wandere zum Abschluss mit deinem Geist noch einmal durch deinen gesamten Körper. Atme gemeinsam mit mir noch einmal tief durch die Nase in den Bauch hinein, halte den Atem kurz und atme dann langsam durch die gespitzten Lippen wieder aus. Sprich mir noch einmal nach:

„Ich bin vollkommen ruhig und entspannt."

„Ich bin vollkommen ruhig und entspannt."

„Ich bin vollkommen ruhig und entspannt."

„Ich bin vollkommen ruhig und entspannt."

„Ich bin vollkommen ruhig und entspannt."

„Ich bin vollkommen ruhig und entspannt."

Ich werde diese Übung jetzt beenden, indem ich dich wieder zurück ins Hier und Jetzt hole. Spanne nun die Muskulatur deiner Arme und Beine fest an und forme dabei mit den Händen eine Faust. Wenn ich gleich herunterzähle, zählst du in Gedanken mit und sprichst mir im Geiste nach. Wenn wir bei null angekommen sind, lässt du die Anspannung los, klatschst einmal kräftig in die Hände und öffnest deine Augen.

„Drei – Ich verbinde mich wieder mit meinem Alltag."

„Zwei – Ich fühle mich erfrischt, ich bin ganz da."

„Eins – Wenn ich die Augen öffne, fühle ich mich fit und aktiv."

„Null – Ich bin zurück, ich fühle mich gelassen und voller Energie."

Bonusmeditationen

GEFÜHRTE MEDITATION ZUM EINSCHLAFEN MIT RUHEBILDERN, PMR & AUTOGENEM TRAINING

https://bit.ly/3v7d7oq
Link oder QR-Code
zum Audio-Guide

Willkommen zu deiner Bonus-Meditation, die dir helfen wird, sanft in einen tiefen und erholsamen Schlaf zu sinken. Mache es dir in deinem Bett bequem und lege dich auf den Rücken. Wenn es für dich angenehmer ist, kannst du deinen Oberkörper mit einem Kissen auch etwas höher lagern. Schließe nun deine Augen und atme erst einmal tief durch. Lasse bewusst alle Anspannung des Tages, deine Sorgen, Ängste und Nöte los. Lenke deine Aufmerksamkeit nach innen und verbinde dich mit deinem Körper. Spüre, wie dein Kopf, dein Rücken und deine Beine schwer die Matratze berühren und davon gehalten werden.

Wir atmen jetzt gemeinsam durch die Nase tief in den Bauch hinein, halten den Atem kurz und atmen dann langsam durch die gespitzten Lippen wieder aus. Und noch einmal, tief durch die Nase einatmen, halten und durch die gespitzten Lippen wieder ausatmen. Und ein letztes Mal, tief durch die Nase einatmen, halten und durch die gespitzten Lippen wieder ausatmen.

Lasse nun alle Anspannung los, die noch an dir haftet, und sprich mir im Geiste nach:

„Ich fühle mich gelassen und entspannt. In mir herrschen Stille und Frieden."

„Ich fühle mich gelassen und entspannt. In mir herrschen Stille und Frieden."

„Ich fühle mich gelassen und entspannt. In mir herrschen Stille und Frieden."

„Ich fühle mich gelassen und entspannt. In mir herrschen Stille und Frieden."

„Ich fühle mich gelassen und entspannt. In mir herrschen Stille und Frieden."

„Ich fühle mich gelassen und entspannt. In mir herrschen Stille und Frieden."

Lasse nun vor deinem geistigen Auge langsam ein Bild entstehen. Du befindest dich in einer kleinen Holzhütte und das Erste, was du wahrnimmst, ist das prasselnde Geräusch eines Kaminfeuers. Vor einem großen Fenster fällt ein dichter Vorhang aus Schnee herab und ein scharfer Wind ist zu hören, wie er durch die Dachrinnen pfeift. Doch in der Hütte herrscht eine wohlige Wärme, die von dem Feuer im kleinen Kamin ausstrahlt. Du findest dich in einem gemütlichen Bett wieder, eingewickelt in eine flauschig warme Decke. Die gesamte Atmosphäre strahlt Behaglichkeit und Zufriedenheit aus und du fühlst dich sicher, geborgen und entspannt. Richte deine Aufmerksamkeit neu aus: auf deine Atmung. Spüre dem Luftstrom nach, wie er in deinen Körper hinein- und wieder hinauswandert. Wir werden nun deine Atmung mit Autosuggestionen verbinden, dafür atmest du genauso wie zu Beginn dieser Übung. Tief durch die Nase einatmen, die Luft kurz halten und durch die gespitzten Lippen wieder ausatmen. Beim Einatmen denkst du eine Autosuggestion und beim Ausatmen eine andere, ich werde dir beide Suggestionen vorsagen und du wiederholst sie einfach in deinem Geist.

Tief einatmen – „Ich atme Stille ein" – halten – langsam ausatmen – „Ich leere meinen Geist."

Tief einatmen – „Ich atme Stille ein" – halten – langsam ausatmen – „Ich leere meinen Geist."

Tief einatmen – „Ich atme Stille ein" – halten – langsam ausatmen – „Ich leere meinen Geist."

Tief einatmen – „Ich atme Stille ein" – halten – langsam ausatmen – „Ich leere meinen Geist."

Tief einatmen – „Ich atme Stille ein" – halten – langsam ausatmen – „Ich leere meinen Geist."

Tief einatmen – „Ich atme Stille ein" – halten – langsam ausatmen – „Ich leere meinen Geist."

Spürst du bereits, wie sich die Anspannung des Tages zu lösen beginnt und sich eine friedliche Stille in deinem Geist ausbreitet? Atme nun noch eine kurze Weile allein so weiter und nutze dabei die Autosuggestionen.

Wir werden nun gemeinsam deinen Körper in eine tiefe und schwere Entspannung fühlen. Konzentriere dich dafür auf deinen rechten Arm und spüre nach, wie dieser sich anfühlt. Es gibt hier kein Richtig oder Falsch, nimm einfach nur wahr, was ist. Balle nun die rechte Hand zu einer Faust und ziehe den Unterarm nach oben, so dass deine Faust vor deiner Schulter zum Liegen kommt. Halte diese Anspannung, bis ich heruntergezählt habe, atme dabei einfach ruhig weiter: fünf – vier – drei – zwei – eins. Lasse die Anspannung nun wieder los, öffne deine Faust und lasse den Arm wieder auf die Matratze sinken. Sprich mir in Gedanken jetzt einfach nach:

„Mein rechter Arm ist angenehm schwer."

„Mein rechter Arm ist angenehm schwer."

„Mein rechter Arm ist angenehm schwer."

„Mein rechter Arm ist angenehm schwer."

„Mein rechter Arm ist angenehm schwer."

„Mein rechter Arm ist angenehm schwer."

Stelle dir vor, wie sich eine angenehm schwere, weiche Decke über deinen Körper legt und einen sanften Druck ausübt. Versuche nicht, irgendetwas zu erzwingen, lasse einfach geschehen, was auch immer geschehen will. Wandere mit deiner Aufmerksamkeit jetzt zu deinem linken Arm und spüre einfach nur, wie er sich anfühlt. Balle die linke Hand zu einer Faust und ziehe den Unterarm nach oben, so dass deine Faust vor deiner Schulter zum Liegen kommt. Halte diese Anspannung, bis ich heruntergezählt habe, atme dabei einfach ruhig weiter:

fünf – vier – drei – zwei – eins. Lasse die Anspannung nun wieder los, öffne deine Faust und lasse den Arm wieder auf die Matratze sinken. Sprich mir in Gedanken nach:

„Mein linker Arm ist angenehm schwer."

„Mein linker Arm ist angenehm schwer."

„Mein linker Arm ist angenehm schwer."

„Mein linker Arm ist angenehm schwer."

„Mein linker Arm ist angenehm schwer."

„Mein linker Arm ist angenehm schwer."

Konzentriere dich jetzt auf dein rechtes Bein und nimm wieder einfach nur wahr, was du dort spürst. Ziehe die Fußspitze nach oben und spanne auch die Muskeln im Oberschenkel an. Halte die Anspannung wieder, bis ich heruntergezählt habe: fünf – vier – drei – zwei – eins. Lasse die Anspannung nun los und lasse deine Fußspitze wieder nach unten sinken, sprich mir im Geiste nach:

„Mein rechtes Bein ist angenehm schwer."

„Mein rechtes Bein ist angenehm schwer."

„Mein rechtes Bein ist angenehm schwer."

„Mein rechtes Bein ist angenehm schwer."

„Mein rechtes Bein ist angenehm schwer."

„Mein rechtes Bein ist angenehm schwer."

Lasse deine Aufmerksamkeit weiter in das linke Bein wandern und erspüre auch hier wieder den Ist-Zustand. Ziehe die Fußspitze nach oben und spanne auch die Muskeln im Oberschenkel an. Halte die

Anspannung wieder, bis ich heruntergezählt habe: fünf – vier – drei – zwei – eins. Lasse die Anspannung nun los und lasse deine Fußspitze wieder nach unten sinken, sprich mir im Geiste nach:

„Mein linkes Bein ist angenehm schwer."

„Mein linkes Bein ist angenehm schwer."

„Mein linkes Bein ist angenehm schwer."

„Mein linkes Bein ist angenehm schwer."

„Mein linkes Bein ist angenehm schwer."

„Mein linkes Bein ist angenehm schwer."

Dein Körper fühlt sich bereits angenehm entspannt an und eine angenehme Schwere und Wärme breiten sich langsam darin aus. Wandere mit deinem Geist einmal von den Füßen über deine Beine, den Bauch, deinen Brustkorb, die Arme und die Hände langsam nach oben, bis in deinen Kopf hinein. Wie fühlt sich dein Gesicht an? Konzentriere dich ganz auf den Zustand deiner Gesichtsmuskulatur und spanne nun auch diese einmal an. Kneife dafür die Augen fest zusammen und presse deine Kiefer fest zusammen. Halte die Anspannung, bis ich heruntergezählt habe, und lasse dann los: fünf – vier – drei – zwei – eins. Sprich mir jetzt wieder in Gedanken nach:

„Meine Stirn ist angenehm kühl."

„Meine Stirn ist angenehm kühl."

„Meine Stirn ist angenehm kühl."

„Meine Stirn ist angenehm kühl."

„Meine Stirn ist angenehm kühl."

„Meine Stirn ist angenehm kühl."

Du befindest dich jetzt in einem vollkommen friedlichen Zustand. Dein Körper ist schwer und warm, so schwer, dass er beinahe mit der Matratze verschmilzt. Du bist vollkommen eins mit ihm und fühlst dich sicher und geborgen. Genieße diesen Zustand einen Augenblick und versinke noch tiefer darin.

Richte deine Aufmerksamkeit nun auf deine Atmung aus. Lasse den Atem einfach ruhig durch deinen Körper fließen und spüre ihm nach. Fließe gemeinsam mit der Luft durch deine Nase in die Lungen und den Bauchraum und fließe dann langsam wieder hinaus. Atme nun eine Weile gemeinsam mit dem Rhythmus des Metronoms, das du hier hörst, und fühle dabei bewusst die Luft durch deinen Körper strömen. Sprich mir jetzt im Geiste nach:

„Mein Atem fließt ruhig und gleichmäßig."

„Mein Atem fließt ruhig und gleichmäßig."

„Mein Atem fließt ruhig und gleichmäßig."

„Mein Atem fließt ruhig und gleichmäßig."

„Mein Atem fließt ruhig und gleichmäßig."

„Mein Atem fließt ruhig und gleichmäßig."

In deinem Geist herrschen Stille und Frieden, du kannst bereits spüren, dass der Schlaf sich nähert. Sprich mir noch einmal nach, bevor du dich diesem Gefühl einfach hingibst:

„Ich sinke langsam in einen tiefen und erholsamen Schlaf."

„Ich habe wunderschöne Träume, an die ich mich nach dem Aufwachen detailliert erinnere."

„Wenn ich erwache, fühle ich mich erfrischt und bereit für den Tag."

„Ich sinke langsam in einen tiefen und erholsamen Schlaf."

„Ich habe wunderschöne Träume, an die ich mich nach dem Aufwachen detailliert erinnere."

„Wenn ich erwache, fühle ich mich erfrischt und bereit für den Tag."

„Ich sinke langsam in einen tiefen und erholsamen Schlaf."

„Ich habe wunderschöne Träume, an die ich mich nach dem Aufwachen detailliert erinnere."

„Wenn ich erwache, fühle ich mich erfrischt und bereit für den Tag."

„Ich sinke langsam in einen tiefen und erholsamen Schlaf."

„Ich habe wunderschöne Träume, an die ich mich nach dem Aufwachen detailliert erinnere."

„Wenn ich erwache, fühle ich mich erfrischt und bereit für den Tag."

„Ich sinke langsam in einen tiefen und erholsamen Schlaf."

„Ich habe wunderschöne Träume, an die ich mich nach dem Aufwachen detailliert erinnere."

„Wenn ich erwache, fühle ich mich erfrischt und bereit für den Tag."

„Ich sinke langsam in einen tiefen und erholsamen Schlaf."

„Ich habe wunderschöne Träume, an die ich mich nach dem Aufwachen detailliert erinnere."

„Wenn ich erwache, fühle ich mich erfrischt und bereit für den Tag."

GEFÜHRTE MEDITATION MIT PMR & AUTOGENEM TRAINING GEGEN KOPFSCHMERZEN

https://bit.ly/3ySmUzS
Link oder QR-Code
zum Audio-Guide

Willkommen zu deiner Bonus-Meditation, die deinem von Schmerzen geplagten Kopf Entlastung schenken wird. Begebe dich zu Beginn erst einmal in eine sitzende Position und stütze deine Ellenbogen auf den Oberschenkeln ab. Die Unterarme kannst du ebenfalls entspannt dort ablegen. Diese Meditation solltest du am besten in dieser Position ausführen, da einige der Übungen im Liegen schwieriger durchzuführen sind.

Atme erst einmal tief durch und schließe deine Augen, lenke deine Aufmerksamkeit weg von den Schmerzen in deinem Kopf und lasse deinen Geist stattdessen durch deinen Körper wandern. Erspüre den Zustand eines jeden Teils davon, angefangen bei deinen Füßen – dann wanderst du hoch zu den Waden, den Knien und den Oberschenkeln.

Lasse deinen Geist weiter hinaufgleiten – durch dein Becken, in deinen Bauchraum und den Lendenwirbelbereich, hinauf in den Brustkorb und die Brustwirbelsäule. Und noch weiter steigt dein Geist hinauf, über deinen Hals und die Halswirbelsäule in die Schultern und deinen Nacken. Von hier reist dein Geist nun wieder in die andere Richtung, über die Oberarme und Ellbogen durch deine Unterarme hinunter in die Hände und Finger.

Drehe deine Hände nun seitlich zueinander, so dass die Handflächen sich gegenüberstehen. Verweile mit deinem Bewusstsein nun in den Händen und konzentriere dich dabei besonders auf deine Handflächen. Vielleicht spürst du dort bereits ein leichtes Prickeln oder ein Gefühl der Wärme, sonst stelle dir einfach vor, wie sich dort ein warmes Prickeln auszubreiten beginnt.

Lasse vor deinem geistigen Auge nun das Bild einer leuchtenden Kugel entstehen, die sich zwischen deinen Handflächen bildet. Sie entsteht als golden glühender Punkt in der Mitte und wächst langsam zu einer großen Kugel heran, die zwischen deinen Händen schwebt. Halte dieses Bild nun in deinem Bewusstsein fest, während du dich gleichzeitig auf deine Atmung konzentrierst. Atme jetzt einfach mit mir mit und sprich die Autosuggestionen im Geiste nach.

Atme jetzt tief durch die Nase in deinen Bauch hinein und sage dir dabei „Ich atme Stille ein" – halte den Atem kurz – und jetzt durch die gespitzten Lippen langsam wieder ausatmen. Sage dir dabei „Ich leere meinen Geist".

Atme jetzt ruhig auf diese Weise weiter und lasse deine Aufmerksamkeit dabei wieder in deinen Kopf wandern. Nimm die Verbindung zu deinem Schmerz wieder auf und stelle ihn dir dabei als dichte, schwarze Wolke vor, die deinen Kopf ausfüllt. Leite diese Wolke jetzt mit jedem Ausatmen nach unten, durch deine Arme in die Hände, und lasse sie dann in die leuchtende Kugel fließen, die sich zwischen deinen Handflächen befindet.

Beobachte dabei, wie sich die Kugel mit jedem Ausatmen verdunkelt, während die Wolke mehr und mehr aus deinem Kopf verschwindet. Sie ist nun vollkommen schwarz und beginnt, langsam davon zu schweben, bis sie sich in der Ferne einfach auflöst. Du atmest jetzt noch ein letztes Mal tief durch die Nase in deinen Bauch hinein, hältst den Atem kurz und atmest langsam durch die gespitzten Lippen wieder aus. Atme jetzt wieder ganz normal weiter und lenke deine Aufmerksamkeit auf deinen Kopf, die Schultern und den Rücken.

Richte deinen Rücken bewusst gerade aus und ziehe deine Schultern leicht zurück. Drehe den Kopf nun ganz langsam nach rechts, bis deine Nase auf einer Linie mit deiner Schulter ist. Lehne dich dabei so tief in die Dehnung, wie es dir ohne Schmerzen möglich ist. Verweile kurz in dieser Dehnung und drehe den Kopf langsam wieder nach links, auf deine linke Schulter zu. Gehe auch hier wieder für einen Augenblick so weit in die Dehnung, wie es dir möglich ist, und verweile dort kurz. Bewege deinen Kopf nun langsam zurück, so dass dein Gesicht nach vorne zeigt. Ziehe ihn jetzt nach unten und bewege langsam dein Kinn in Richtung Brust. Dehne dich auch hier wieder nur so weit, wie es dir ohne Schmerzen möglich ist, und verweile kurz in der Dehnung. Dann bewegst du deinen Kopf langsam wieder aufwärts in die Ausgangsposition.

Konzentriere dich voll und ganz auf die Muskulatur in deinem Kopf, in deiner Kopfhaut, der Stirn und dem Kieferbereich. Spanne diese Muskeln jetzt bewusst an, ziehe deine Kopfhaut und die Stirn zusammen, presse die Augen zusammen und Ober- und Unterkiefer fest aufeinander. Halte diese Anspannung, bis ich heruntergezählt habe: fünf – vier – drei – zwei – eins. Lasse jetzt wieder los und genieße einen Augenblick die Entspannung, die sich in deinem Kopf und Gesicht ausbreitet. Sprich mir nun im Geiste nach:

„Mein Kopf ist leicht und frei."

„Mein Kopf ist leicht und frei."

„Mein Kopf ist leicht und frei."

„Mein Kopf ist leicht und frei."

„Mein Kopf ist leicht und frei."

„Mein Kopf ist leicht und frei."

„Ich fühle mich gelassen und entspannt. In mir herrschen Stille und Frieden."

„Ich fühle mich gelassen und entspannt. In mir herrschen Stille und Frieden."

„Ich fühle mich gelassen und entspannt. In mir herrschen Stille und Frieden."

„Ich fühle mich gelassen und entspannt. In mir herrschen Stille und Frieden."

„Ich fühle mich gelassen und entspannt. In mir herrschen Stille und Frieden."

„Ich fühle mich gelassen und entspannt. In mir herrschen Stille und Frieden."

Lasse deine Aufmerksamkeit jetzt wieder zurück in deinen Kopf und deine Stirn wandern. Fühle die zunehmende Entspannung, die sich dort ausbreitet, und sprich mir noch einmal in Gedanken nach:

„Meine Stirn ist angenehm kühl."

„Meine Stirn ist angenehm kühl."

„Meine Stirn ist angenehm kühl."

„Meine Stirn ist angenehm kühl."

„Meine Stirn ist angenehm kühl."

„Meine Stirn ist angenehm kühl."

„Ich bin vollkommen ruhig und entspannt."

„Ich bin vollkommen ruhig und entspannt."

„Ich bin vollkommen ruhig und entspannt."

„Ich bin vollkommen ruhig und entspannt."

„Ich bin vollkommen ruhig und entspannt."

„Ich bin vollkommen ruhig und entspannt."

Genieße jetzt noch einen Moment lang die Entspannung und den inneren Frieden, nutze die Zeit, um bewusst zu atmen und mit deinem Geist langsam ins Hier und Jetzt zurückzukehren.

Ich werde diese Übung jetzt beenden, indem ich dich wieder zurück ins Hier und Jetzt hole. Spanne nun die Muskulatur deiner Arme und Beine fest an und forme dabei mit den Händen eine Faust. Wenn ich gleich herunterzähle, zählst du in Gedanken mit und sprichst mir im Geiste nach. Wenn wir bei null angekommen sind, lässt du die Anspannung los, klatschst einmal kräftig in die Hände und öffnest deine Augen.

„Drei – Ich verbinde mich wieder mit meinem Alltag."

„Zwei – Ich fühle mich erfrischt, ich bin ganz da."

„Eins – Wenn ich die Augen öffne, fühle ich mich fit und aktiv."

„Null – Ich bin zurück, ich fühle mich gelassen und voller Energie."

GEFÜHRTE MEDITATION MIT PMR & AUTOGENEM TRAINING GEGEN RÜCKENSCHMERZEN

https://bit.ly/3b5vR0G
Link oder QR-Code
zum Audio-Guide

Willkommen zu deiner Bonus-Meditation, die dir helfen wird, deinen schmerzenden Rücken zu entlasten und zu entspannen. Diese Übung führst du am besten im Liegen aus und wählst dafür eine möglichst glatte Unterlage, zum Beispiel eine Yoga-Matte. Lege dich nun auf den Rücken und lege die Arme entspannt neben dem Oberkörper ab. Schließe deine Augen und mache erst einmal ein paar tiefe Atemzüge. Lasse die Außenwelt jetzt einfach los und konzentriere dich nur auf deinen Körper, spüre deinen Schmerzen und Verspannungen für einen Augenblick nach und richte dann deine Aufmerksamkeit auf deine Atmung aus. Atme jetzt tief durch die Nase in deinen Bauch hinein und sage dir dabei „Ich atme Stille ein" – halte den Atem kurz – und jetzt durch die gespitzten Lippen langsam wieder ausatmen. Sage dir dabei „Ich leere meinen Geist".

Und noch einmal, tief durch die Nase einatmen, „Ich atme Stille ein" und langsam durch die gespitzten Lippen wieder ausatmen, „Ich leere meinen Geist".

Und noch einmal, tief durch die Nase einatmen, „Ich atme Stille ein" und langsam durch die gespitzten Lippen wieder ausatmen, „Ich leere meinen Geist".

Und noch einmal, tief durch die Nase einatmen, „Ich atme Stille ein" und langsam durch die gespitzten Lippen wieder ausatmen, „Ich leere meinen Geist".

Und noch einmal, tief durch die Nase einatmen, „Ich atme Stille ein" und langsam durch die gespitzten Lippen wieder ausatmen, „Ich leere meinen Geist".

Und noch einmal, tief durch die Nase einatmen, „Ich atme Stille ein" und langsam durch die gespitzten Lippen wieder ausatmen, „Ich leere meinen Geist".

Und noch einmal, tief durch die Nase einatmen, „Ich atme Stille ein" und langsam durch die gespitzten Lippen wieder ausatmen, „Ich leere meinen Geist".

Vor deinem inneren Auge beginnt sich nun langsam ein Bild zu formen: Du liegst auf einer Luftmatratze, die sanft auf den Wellen des Mittelmeers treibt. Die leichte, schaukelnde Bewegung der Wellen überträgt sich auf deinen gesamten Körper und fühlt sich an wie eine sanfte Massage. Die Luft um dich herum ist herrlich warm und duftet nach Oleander, Jasmin, Salz und Meer. Über dir kannst du ein paar Möwen kreischen hören, während der Wind sanft über deinen von der Sonne erwärmten Körper streift und ihn angenehm kühlt. Alles ist friedlich, du spürst die wärmenden Strahlen der Sonne sowie die Bewegung des Wassers um dich herum und fühlst dich sicher und geborgen. Gib dich diesem Gefühl hin und lasse alles los, was dich jetzt noch belastet. Sei voll und ganz hier, auf deiner Luftmatratze auf dem Meer. Sprich mir jetzt in Gedanken nach:

„Ich fühle mich gelassen und entspannt. In mir herrschen Stille und Frieden."

„Ich fühle mich gelassen und entspannt. In mir herrschen Stille und Frieden."

„Ich fühle mich gelassen und entspannt. In mir herrschen Stille und Frieden."

„Ich fühle mich gelassen und entspannt. In mir herrschen Stille und Frieden."

„Ich fühle mich gelassen und entspannt. In mir herrschen Stille und Frieden."

„Ich fühle mich gelassen und entspannt. In mir herrschen Stille und Frieden."

Richte deine Aufmerksamkeit nun auf deinen rechten Arm, balle die Hand zur Faust und ziehe den Unterarm zur Schulter hin. Halte diese Spannung, bis ich heruntergezählt habe: fünf – vier – drei – zwei – eins. Lasse die Faust wieder los und senke den Unterarm ab. Sprich mir nun im Geiste nach:

„Mein rechter Arm ist angenehm schwer."

„Mein rechter Arm ist angenehm schwer."

„Mein rechter Arm ist angenehm schwer."

„Mein rechter Arm ist angenehm schwer."

„Mein rechter Arm ist angenehm schwer."

„Mein rechter Arm ist angenehm schwer."

„Mein rechter Arm ist strömend warm."

„Mein rechter Arm ist strömend warm."

„Mein rechter Arm ist strömend warm."

„Mein rechter Arm ist strömend warm."

„Mein rechter Arm ist strömend warm."

„Mein rechter Arm ist strömend warm."

Wandere mit deinem Geist weiter zu deinem linken Arm, balle die Hand zur Faust und ziehe den Unterarm zur Schulter hin. Halte diese Spannung, bis ich heruntergezählt habe: fünf – vier – drei – zwei – eins. Lasse die Faust wieder los und senke den Unterarm ab. Sprich mir im Geiste nach:

„Mein linker Arm ist angenehm schwer."

„Mein linker Arm ist angenehm schwer."

„Mein linker Arm ist angenehm schwer."

„Mein linker Arm ist angenehm schwer."

„Mein linker Arm ist angenehm schwer."

„Mein linker Arm ist angenehm schwer."

„Mein linker Arm ist strömend warm."

„Mein linker Arm ist strömend warm."

„Mein linker Arm ist strömend warm."

„Mein linker Arm ist strömend warm."

„Mein linker Arm ist strömend warm."

„Mein linker Arm ist strömend warm."

Gehe in Gedanken weiter zu deinem rechten Bein, ziehe die Fußspitze nach oben und spanne auch die Oberschenkelmuskeln an. Halte diese Spannung, bis ich heruntergezählt habe: fünf – vier – drei – zwei – eins. Lasse die Fußspitzen wieder sinken und sprich mir im Geiste nach:

„Mein rechtes Bein ist angenehm schwer."

„Mein rechtes Bein ist angenehm schwer."

„Mein rechtes Bein ist angenehm schwer."

„Mein rechtes Bein ist angenehm schwer."

„Mein rechtes Bein ist angenehm schwer."

„Mein rechtes Bein ist angenehm schwer."

„Mein rechtes Bein ist strömend warm."

„Mein rechtes Bein ist strömend warm."

„Mein rechtes Bein ist strömend warm."

„Mein rechtes Bein ist strömend warm."

„Mein rechtes Bein ist strömend warm."

„Mein rechtes Bein ist strömend warm."

Zuletzt wanderst du nun in das linke Bein, ziehst die Fußspitze nach oben und spannst auch die Oberschenkelmuskeln an. Halte diese Spannung, bis ich heruntergezählt habe: fünf – vier – drei – zwei – eins. Lasse die Fußspitzen wieder sinken und sprich mir im Geiste nach:

„Mein linkes Bein ist angenehm schwer."

„Mein linkes Bein ist angenehm schwer."

„Mein linkes Bein ist angenehm schwer."

„Mein linkes Bein ist angenehm schwer."
„Mein linkes Bein ist angenehm schwer."
„Mein linkes Bein ist angenehm schwer."

„Mein linkes Bein ist strömend warm."
„Mein linkes Bein ist strömend warm."
„Mein linkes Bein ist strömend warm."
„Mein linkes Bein ist strömend warm."
„Mein linkes Bein ist strömend warm."
„Mein linkes Bein ist strömend warm."

Wandere mit deiner Aufmerksamkeit nun zu deinem Bauch und konzentriere dich auf dein Sonnengeflecht. Lasse dort nun im Geiste eine kleine Sonne entstehen, die sich tief in deinem Inneren befindet und von dort aus ihre Wärme in den gesamten Körper pumpt. Lasse diese Sonne langsam wachsen, bis sie deinen gesamten Körper einhüllt, erleuchtet und wärmt. Sprich mir nun im Geiste nach:

„Mein Sonnengeflecht ist strömend warm."
„Mein Sonnengeflecht ist strömend warm."
„Mein Sonnengeflecht ist strömend warm."
„Mein Sonnengeflecht ist strömend warm."
„Mein Sonnengeflecht ist strömend warm."
„Mein Sonnengeflecht ist strömend warm."

Lenke deinen Geist nun zu deiner Wirbelsäule und erspüre sie in voller Länge. Sprich mir wieder nach:

„Meine Wirbelsäule ist strömend warm."

„Meine Wirbelsäule ist strömend warm."

„Meine Wirbelsäule ist strömend warm."

„Meine Wirbelsäule ist strömend warm."

„Meine Wirbelsäule ist strömend warm."

„Meine Wirbelsäule ist strömend warm."

Richte deine Aufmerksamkeit nun auf deinen Kopf und die Stirn und sprich mir nach:

„Meine Stirn ist angenehm kühl."

„Meine Stirn ist angenehm kühl."

„Meine Stirn ist angenehm kühl."

„Meine Stirn ist angenehm kühl."

„Meine Stirn ist angenehm kühl."

„Meine Stirn ist angenehm kühl."

„Mein Kopf ist leicht und frei."

„Mein Kopf ist leicht und frei."

„Mein Kopf ist leicht und frei."

„Mein Kopf ist leicht und frei."

„Mein Kopf ist leicht und frei."

„Mein Kopf ist leicht und frei."

Genieße jetzt noch einen Moment lang die Entspannung und den inneren Frieden, nutze die Zeit, um bewusst zu atmen und mit deinem Geist langsam ins Hier und Jetzt zurückzukehren.

Sprich mir noch einmal nach:

„Mein gesamter Rücken ist strömend warm und entspannt."

„Mein gesamter Rücken ist strömend warm und entspannt."

„Mein gesamter Rücken ist strömend warm und entspannt."

„Mein gesamter Rücken ist strömend warm und entspannt."

„Mein gesamter Rücken ist strömend warm und entspannt."

„Mein gesamter Rücken ist strömend warm und entspannt."

„Ich bin vollkommen ruhig und entspannt."

„Ich bin vollkommen ruhig und entspannt."

„Ich bin vollkommen ruhig und entspannt."

„Ich bin vollkommen ruhig und entspannt."

„Ich bin vollkommen ruhig und entspannt."

„Ich bin vollkommen ruhig und entspannt."

Ich werde diese Übung jetzt beenden, indem ich dich wieder zurück ins Hier und Jetzt hole. Spanne nun die Muskulatur deiner Arme und Beine fest an und forme dabei mit den Händen eine Faust. Wenn ich gleich herunterzähle, zählst du in Gedanken mit und sprichst mir im Geiste nach. Wenn wir bei null angekommen sind, lässt du die Anspannung los, klatschst einmal kräftig in die Hände und öffnest deine Augen.

„Drei – Ich verbinde mich wieder mit meinem Alltag."

„Zwei – Ich fühle mich erfrischt, ich bin ganz da."

„Eins – Wenn ich die Augen öffne, fühle ich mich fit und aktiv."

„Null – Ich bin zurück, ich fühle mich gelassen und voller Energie."